하타 요가
일러스트

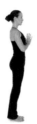

Hatha Yoga Illustrated
by Martin Kirk, Brooke Boon, Daniel DiTuro

This Korean edition was published by Chimmuk Books in 2018
by arrangement with Human Kinetics Publishers, Inc.
through KCC(Korea Copyright Center, Inc), Seoul.

이 책은 (주)한국저작권센터(KCC)를 통한 저작권자와의 독점계약으로
'침묵의향기'에서 출간되었습니다. 저작권법에 의해 한국 내에서
보호를 받는 저작물이므로 무단전재와 복제를 금합니다.

하타 요가
일러스트

마틴 커크, 브룩 분, 다니엘 디투로 지음

석선정 옮김

침묵의 향기

아내 조던 커크와 아들 조나단에게,
그리고 캐런 윌슨 선생님과 더글러스 브룩스 선생님에게
마틴 커크

남편 재럿, 그리고 우리의 아름다운 아이들
조리, 제이스, 브린에게
브룩 분

브렌다와 브랜디에게
다니엘 디투로

목차

서문

천릿길도 한 걸음으로 시작한다.

_동양 속담

이 속담처럼, 이 책을 위해 글을 쓰고 사진과 설명을 넣게 된 여정도 1999년 2월에 찍은 사진 한 장으로 시작되었다. 인생의 많은 일이 그렇듯 계획에 없던 일이었다. 나는 6개월쯤 하타 요가를 수련하고 있었고, 이미 그 치유 효능에 매료되어 있었다. 나의 촬영 모델이 바닥에 다리를 꼬고 앉아서 풍성한 드레스 매무새를 다듬을 때, 나는 그녀에게 두 손을 모아 나마스떼(합장 자세)를 하고 눈을 감으라고 부탁했다. 그리고 그 사진의 제목을 '나마스떼'라고 붙였다. 여전히 가장 좋아하는 사진 중 하나인 이 사진은 이후 '요가 프로젝트'로 발전하는 시발점이 되었는데, 이 프로젝트는 요가의 정신적, 신체적, 영적 효능을 사람들에게 알리고 자각하도록 도우려는 임무를 띤 사진 작업이었다.

요가의 여정이 계속되면서, 나는 이 고대 동양의 인도철학에 대해 사람들이 놀랍고 당황스러울 정도로 수많은 오해를 하고 있다는 사실을 알게 되었다. 많은 친구들이 요가를 종교로 착각하고 있었고, 그들의 종교 신념에 방해가 될 수 있으므로 절대 요가를 하지 않겠노라 단언했다. 많은 남자 친구들은 요가는 사나이가 할 게 아니라고 주장했다. 나는 요가 수련의 참된 본질을 설명하고, 요가는 특정한 종교 활동과 상관이 없으며 모든 사람을 위한 것이라고 강조하면서, 내가 찍은 요가 사진들을 그들에게 보여 주었다. 놀라워하는 친구들도 있었고, 흥미를 보이는 친구들도 있었지만, 여전히 의심을 거두지 않는 친구들도 있었다. 그래서 나는 요가—특히, 신체적 요가 자세를 수련하는 하타 요가—의 진정한 정신적, 신체적 효능을 사람들에게 알릴 필요가 있다는 것을 절실히 느끼게 되었다. 하타 요가는 수많은 요가 수행법 가운데 하나인 작은 분야이지만, 서구에 가장 널리 알려지고 보급되어 있어서 '요가 프로젝트'의 주요 대상이 되었다. 요가 프로젝트는 사람들에게 명상과 프라나야마를 알리고 교육하는 일도 진행한다.

하타 요가는 마음을 고요하게 하고, 가벼운 운동이 되며, 땀도 흘릴 수 있게 한다. 스트레스를 받을 때는 심박동수를 낮출 수도 있고, 힘찬 운동으로 심박동수를 높일 수도 있다. 많은 사람들이 요가를 뉴에이지 운동으로 여기지만, 그 기원은 수천 년 전으로 거슬러 올라간다.

하타 요가 수련을 처음 접하는 독자든, 아직은 이 수련에 호기심만 가지고 있는 독자든, 이 책은 요가 수련을 할 때나 일상생활을 하는 중에 활용할 수 있는 실용적이고 자세한 정보를 제공한다. 1장에서는 요가에 대한 배경 지식을 전하며, 요가 수련을 최대한 활용하는 방법을 보여 준다. 2장부터 10장까지는 자세 유형에 따라 분류된 77가지 아사나에 대해 상세하게 설명한다. 여기에는 선 자세, 균형 자세, 팔로 하는 균형 자세, 거꾸로 서는 자세, 후굴 자세, 비틀기 자세, 전굴 자세, 앉은 자세, 누운 자세와 이완 자세 등이 포함되어 있다. 각 아사나마다 시작, 중간 단계, 최종 자세를 보여 주는 사진들이 있으며, 단계별로 자세한 지시 사항이 함께 실려 있다. 아사나의 정신적·신체적 효능, 해당 자세를 피해야 하는 경우, 대응자세, 응시점(드리쉬티)도 배울 수 있다. 대부분의 아사나에는 초보자나 몸이 덜 유연하거나 신체에 불편함이 있는 수련생을 위해 '쉬운 변형자세'가 추가되어 있으며, 요가 수련을 향상시키기 위한 변형자세들도 포함되어 있다. 11장에서는 11가지 하타 요가 시리즈를 보여 주는데, 주로 도구를 받치고 하는 동작으로 이루어진 아주 가벼운 시리즈부터, 동작 사이에 휴식이 거의 없는 태양 경배나 달 경배가 포함된 힘찬 빈야사 요가에 이르기까지 다양한 형태의 시리즈로 구성되어 있다.

하타 요가에는 다양한 스타일이 있다. 각 스타일마다 특징이 다르다. 여러 가지 신체 운동 형태나 영적 수행과 달리, 하타 요가에는 거의 모든 사람을 위한 수준과 스타일이 있다. 공동 저자인 마틴 커크와 브룩 분은 각각 정렬을 기반으로 하는 요가와 뱁티스트 파워 요가에서 자격을 인정받은 공인 지도자다.

이 책 전반에 산스크리트 어가 등장하는데, 이 언어는 요가 경전 원문들을 저술하는 데 쓰인 인도의 고대 언어다. 요가를 처음 접하는 분들이라면 산스크리트 단어에 주눅 들지 말기 바란다. 요가의 길을 걷는 동안, 몇 가지 산스크리트 용어와 자세 이름을 배우면 요가의 여정에 도움이 될 뿐 방해가 되지는 않을 것이다. 아는 산스크리트 어 단어가 아사나(asana, 자세) 이름과 나마스떼(Namaste, 내 안의 빛이 당신 안의 빛에게 경배합니다)뿐이라도 요가 여정의 한 걸음을 뗀 것이다.

나마스떼,
다니엘 디투로

감사의 말

요가라는 선물을 주신 하나님께 감사드립니다. 저는 가르쳐 주고 싶은 열정이라는 축복을 받았는데, 이런 작업을 통해 그 열정을 나눌 수 있음에 감사합니다. 만물을 창조하시고 완성하시는 분께 우리의 삶을 내맡길 때 우리가 삶에서 어떻게 쓰이는지를 보며 저는 항상 놀라워합니다. 그럴 때만 우리는 창조된 목적 그대로 크고 밝은, 목적과 의미가 있는 존재가 될 수 있습니다. 믿음과 신앙을 통해 받은 풍요로움에 감사합니다.

공동 저자인 마틴과 조던이 보여 준 전문성, 협업에 대한 의지, 변함없는 헌신에 대해, 그리고 다니엘의 촬영 재능에 대해 특별히 감사드립니다.

제 인생의 가장 큰 기쁨인 남편 재럿과 아이들 조리, 제이스, 브린에게 감사드립니다. 원고 마감 시간에 쫓기면서 힘들게 지새우던 밤들을 견딜 수 있었던 것은 여러분 덕분입니다. 고맙습니다. 제가 이제야 제 안에서 보기 시작한 온갖 모습을 간파하고, 제가 성장하는 모습을 조건 없는 사랑으로 지켜보며 존중해 주어 고맙습니다. 제 삶에 의미를 주시고 당신의 영광을 위해 저를 써 주신 하나님께 특히 감사드립니다.

브룩 분

사랑하는 아내이며 함께 요가를 지도하는 조던에게 감사드립니다. 그녀는 제 삶에 들어와서, 제가 우주 위성 전자공학 설계자에서 전업 요기(yogi, 요가 수행자)로 과감히 진로를 바꿀 수 있는 용기를 주었습니다. 아내는 아사나를 설명하는 부분을 위해 열심히 글을 쓰고 검토하고, 편집에 참여했으며, 사진 촬영을 보조하고 지도하여 이 책에 기여했습니다. 이 책은 아내가 없었다면 나오지 못했을 것입니다. 아내는 언제나 저의 사랑하는 스승이자 친구입니다.

저의 철학 선생님이자 멘토이신 더글러스 브룩스 교수님께 감사드립니다. 교수님은 이 책의 학문적 내용에 도움을 주셨고, 처음 만난 날부터 놀라운 지혜와 가르침을 전해 주셨습니다.

공동 저자인 브룩에게 감사드립니다. 그녀는 우리의 스타일에 차이가 있는 점들을 너그러운 마음으로 수용해 주었고, 온 마음으로 한 팀이 되어 작업했습니다.

다니엘 디투로에게 감사드립니다. 그는 훌륭한 사진들을 촬영해 주었고, 브룩과 제가 이 책을 함께 쓸 수 있도록 잘 조정해 주었습니다.

　제 질문에 언제나 기꺼이 답해 주려 하시고 새로운 아이디어로 이끌어 주신 어머니와 아버지께 특별히 감사드립니다. 그분들은 언제나 제가 가슴을 따르도록 격려해 주셨습니다.

마틴 커크

　아이디어를 현실로 만들기 위해 수많은 시간을 바친 수십 분의 도움이 없었다면 이 책은 세상에 나오지 못했을 것입니다. 먼저, 마침내 이 책의 글과 사진 작업으로 이어진 '요가 프로젝트'의 탄생에 영감을 준 친구이자 모델, 메이크업 아티스트, 헤어 스타일리스트, 사진작가인 브렌다 고드프리에게 감사를 전합니다. 이 정도 규모의 책은 모델들 없이는 만들 수 없습니다. 브랜디 막티마는 원래 '요가 프로젝트' 모델 중 한 명이었는데, 이 책의 주요 모델이 되어 주었습니다. 엄마가 모델 일을 하는 동안 아이들을 보살핀 브랜디의 남편, 토니에게 특별한 감사를 전합니다. 파멜라 스콧은 교호 호흡 순서의 모델이 되어 주었습니다.

　하타 요가에 관한 지도서인 이 책은 고도로 훈련된 공인 요가 지도자의 지식이 필요했습니다. 공동 저자인 마틴과 브룩은 현재와 미래의 요가 수련자들을 위해 전문 지식과 통찰력을 제공했습니다. 이분들이 없었다면 이 책은 완성될 수 없었을 것입니다.

　웨인 존슨과 데비 포레스트는 제가 요가에 대해 알도록 큰 도움을 주었습니다. 웨인, 요가를 가르치기로 결심해서 기쁘고, 이 책을 위해 조언과 검토를 해 주고, 도구를 이용한 자세의 촬영에 도움을 주어 고맙습니다. 옴 샨티, 웨인. 데비, 98%의 정확성은 충분하지 않다는 것을 깨닫게 해 주어서 감사합니다. 많은 분이 이 책의 사진을 위해 무대 뒤에서 애를 써 주었습니다. 사진 촬영을 도와준 메리러브 제이콥스와 앤 제임스, 이제는 디지털 사진의 시대라는 것을 확인시켜 준 짐 어데어에게 감사합니다. 조던 커크는 여러 동적인 자세를 보조해 주고, 빈야사 요가 시리즈 Ⅱ와 Ⅲ의 모델이 되어 주었습니다. 모델이 되어 주고, 이 책에 등장하는 많은 사진을 선별해 주고, 원고를 편집하는 데 쏟은 그녀의 노력과 지식과 시간에 큰 감사를 드립니다. 이 책의 아사나 촬영에 사용한 여러 도구를 고르는 데 도움을 준 허거머거 요가 용품 직원에게 감사드립니다.

　발상이 현실이 되도록 지원하고 안내하며 도와준 휴먼 키네틱스 출판사의 마틴 바너드와 줄리 로다, 댄 웬트에게 아주 특별한 감사를 전합니다.

다니엘 디투로

머리말

요가 수행에 입문하신 것을 환영합니다. 이 책과 함께 여러분은 자신의 몸과 자기 자신을 알아가는 놀라운 여행을 시작할 텐데, 이 여행은 자신의 신체적, 정신적, 감정적, 영적 잠재력을 최대한 발휘할 수 있도록 도울 것입니다. 어떤 목적으로 요가를 찾아왔든, 힘과 유연성을 키우기 위해서든, 몸을 치유하기 위해서든, 아니면 삶을 더 깊이 이해하기 위해서든, 이 위대한 길은 우리에게 무언가를 줍니다. 수천 년에 걸쳐 수많은 여행자들이 우리보다 먼저 이 내면의 길을 걸었기에 이 길은 잘 다져져 있습니다. 우리 각자의 요가 여행은 저마다 다르겠지만, 우리는 결코 혼자 여행하지 않을 것입니다. 우리는 자신의 삶을 풍부하게 하고 세상을 더 좋은 곳으로 만들려는 이들과 함께 축복받은 거대한 여행단의 일원이 될 것입니다.

누구나 요가 수행의 혜택을 누릴 수 있습니다. 나이, 배경, 문화, 종교에 상관없이 누구나 요가를 찾아옵니다. 어떤 사람들은 아주 건강하고, 어떤 사람들은 부상이 있거나 신체적 제약이 있습니다. 어떤 사람들은 짧은 거리만 요가 여행을 하고, 어떤 사람들은 삶이 다하는 날까지 이 여행을 계속합니다. 이 위대한 수행법은 참으로 거대해서, 더 건강해지고 싶은 사람이든, 기쁨과 모험의 자리에서 살아가는 법을 배우고 싶은 사람이든 모두를 넉넉히 품을 수 있습니다. 어느 지점에서 시작하더라도 여행을 하다 보면 마음이 비슷한 여행자를 틀림없이 많이 만나게 될 것입니다. 요가는 서구에서 전례 없는 인기를 누리고 있으며, 약 1,600만 명의 미국인이 여러 가지 요가를 수련합니다. 모든 수준의 수련생을 위한 수업들이 운영되고 있고, 다양한 스타일의 요가도 있어서 자유롭게 고를 수 있습니다. 여러분의 현재 상태 그대로 가장 마음이 끌리는 방식으로 요가 여행을 시작할 수 있습니다.

이 책은 많은 분들에게 요가 입문서로 쓰일 것이고, 어떤 분들에게는 요가 여행을 계속하도록 돕는 안내서로 쓰일 것입니다. 이 책에서는 주로 몸으로 하는 요가 자세, 즉 아사나(asana)에 관한 내용을 다룹니다. 각 아사나마다 자세로 들어가는 법, 바른 정렬을 찾는 법, 수련을 통해 최대의 효과를 얻는 법에 관한 상세한 정보가 담겨 있습니다. 프라나야마(요가 호흡법)와 무드라(손으로 하는 요가), 명상 등의 수행법도 소개합니다. 이 수행법 중 어느 하나만 실천하더라도 삶에 도움이 될 것입니다. 이 위대한 수행법들을 함께 수련하면 상당한 변화를 경험할 수 있습니다.

서양인은 대부분 하타 즉 '해와 달' 요가로 알려진 일련의 자세와 호흡 운동을 요가라고 여깁니다. 이 요가는 몸의 자세를 이용하여 몸과 가슴을 여는 신체적 요가 수행입니다. 그러나 요가는 신체 단련에 불과한 것이 아니며, 그 훨씬 이상의 것입니다. 요가라는 과학은 수천 년의 역사가 있습니다. 요가는 여러분의 영적 여행을 돕기 위해 고안된 고유의 도덕규범과 호흡 훈련, 명상 기법을 갖춘 종합체계입니다.

요가(yoga)라는 단어는 전통적으로 '합일'이라 번역됩니다. 요가는 가슴과 마음, 몸을 하나로 모아, 우리 자신을 이루는 모든 부분이 하나의 완전체로 통합되게 합니다. 모든 구성원이 공동의 목표를 지향할 때 팀이 최선의 성과를 내는 것처럼, 우리도 우리 자신을 이루는 각각의 부분이 나머지 모든 부분과 일치해 협력할 때 최상의 상태가 될 것입니다. 우리는 자신의 가슴을 따르고 정말로 좋아하는 일을 할 때 가장 행복합니다. 가슴과 마음과 몸이 일치할 때 우리는 은총의 흐름에 들어서는데, 바로 이것이 요가입니다. 요가 여행은 우리 안의 가장 좋은 것을 찾은 뒤, 그것이 일상생활 중에 우리 몸, 마음, 가슴 속에서 표현되게 하는 법을 배우는 내적 탐구입니다.

우리가 현대 요가에서 접하는 수행법 상당수는 아주 오래되었지만, 일부는 놀랄 정도로 역사가 짧습니다. 우리가 오늘날 하타 요가로 알고 있는 신체적인 요가는 초기 요가 경전에는 언급되어 있지도 않습니다. 요가는 언제나 인류와 시대의 요구에 부응하기 위해 진화해 왔습니다. 사실 오늘날 우리가 수련하는 하타 요가의 자세 중 일부는 역사가 100년도 되지 않습니다. 그 자세들은 1888년에 인도의 작은 마을에서 태어난 5피트 2인치(약 158센티미터) 키의 남부 인도인, 티루말라이 크리슈나마차리야(Tirumalai Krishnamacharya)로 거슬러 올라갑니다.

크리슈나마차리야는 젊었을 때 아버지에게 요가를 배웠고 사람들에게 가르치기로 결심했습니다. 당시 인도에서는 하타 요가가 잘 알려지지 않았다고는 하지만, 그가 처음 가르치던 시절에는 수입이 너무 적어서 생존하기도 어려울 정도였습니다. 그러다 1930년대에 왕궁의 체조 강당에서 요가를 가르치는 직책을 얻었습니다. 그의 학생들은 대부분 활기가 넘치는 활동적인 소년들이었기에, 크리슈나마차리야는 그들을 끊임없이 움직이도록 만들어야 한다는 것을 알았습니다. 그래서 그는 체조와 인도 레슬링의 훈련법을 차용하여, 학생들의 활발한 움직임에 알맞게 역동적인 자세들로 이루어진 시리즈를 개발했습니다.

그가 만든 아사나 시리즈는 그의 주요 제자 중 한 명인 파타비 조이스(Pattabhi Jois)에 의해 유명해진 '아쉬탕가 빈야사 요가(Ashtanga Vinyasa Yoga)'로 오늘날에도 이어지고 있습니다. 요가는 계속 진화합니다. 요가 아사나에서 정교하게 정렬을 사용하는 방법은 B.K.S. 아헹가(Iyengar)가터득하여 세상에 알렸습니다. 크리슈나마차리아의 유명하고 매우 존경받는 또 한 명의 제자인 그는 80대가 된 지금도 요가를 가르칩니다.[1] B.K.S. 아헹가에게 배운 많은 학생들은 이제 저마다 유명한 지도자가 되어 오늘날에도 계속 혁신을 이어 가고 있습니다(로드니 이, 안젤라 파머, 빅터 반 후튼 등).

이 책의 아사나 설명은 주로 정렬을 기반으로 한 요가의 원칙들을 바탕으로 합니다. 이 원칙들은 초보자와 숙련자를 막론한 수많은 수련자들의 몸과 마음, 가슴의 건강한 정렬을 도우면서 그들의 수련을 새로운 수준으로 이끌어 왔습니다. 또한, 부상의 치료와 예방에도 매우 성공적으로 이용되었습니다.

근거가 확인된 요가의 의학적 효능으로는 힘과 체력 증가, 스트레스와 불안 해소, 혈압 강하 등이 있습니다. 대부분의 수련자들은 평소에 규칙적으로 요가를 수련하면 기분이 좋아집니다. 운동 능력을 키우고 싶든, 오래된 부상을 치유하고 싶든, 아니면 유연성을 키우고 싶든, 여러분은 요가 수행이 삶의 질을 향상시키는 풍부한 전통과 의미로 가득 채워지는 것을 보게 될 것입니다. 어떤 자세를 얼마나 잘할 수 있는지로 요가의 성공 여부를 평가하지는 말기 바랍니다. 그저 여정을 즐기십시오. 가치 있는 모든 일이 그렇듯, 요가 역시 기쁨은 목적지가 아니라 여행 안에 있습니다.

요가 여행을 즐기세요.

---

1 B.K.S. 아헹가는 2014년 8월 20일, 95세의 나이로 서거하였다.—옮긴이

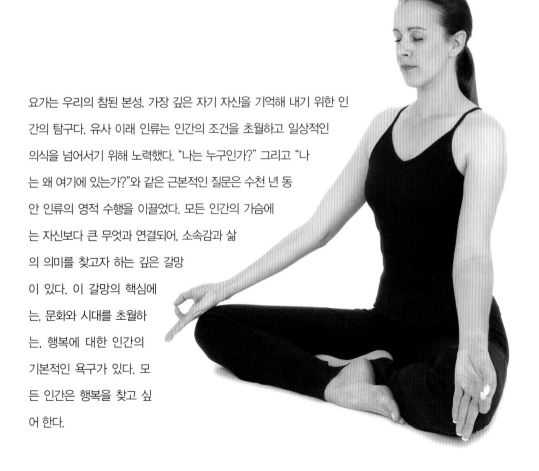

1장
하타 요가의
기술과 수련

요가는 우리의 참된 본성, 가장 깊은 자기 자신을 기억해 내기 위한 인간의 탐구다. 유사 이래 인류는 인간의 조건을 초월하고 일상적인 의식을 넘어서기 위해 노력했다. "나는 누구인가?" 그리고 "나는 왜 여기에 있는가?"와 같은 근본적인 질문은 수천 년 동안 인류의 영적 수행을 이끌었다. 모든 인간의 가슴에는 자신보다 큰 무엇과 연결되어, 소속감과 삶의 의미를 찾고자 하는 깊은 갈망이 있다. 이 갈망의 핵심에는, 문화와 시대를 초월하는, 행복에 대한 인간의 기본적인 욕구가 있다. 모든 인간은 행복을 찾고 싶어 한다.

이 행복에 대한 추구는 우리 바깥에 있는 어떤 것을 얻으려는 노력이라기보다, 우리 본성의 일부인 어떤 것을 기억해 내려는 타고난 바람이다. 무엇보다도 요가는 우리 자신의 가장 깊은 존재 목적을 기억하기 위한 것이다. 요가의 여정은 우리 존재의 본질을 향한 내적인 여행이다. 요가의 가르침은 그 내적인 본질이 행복 내지 기쁨(산스크리트 어로 '아난다')이라 한다. 모든 인간의 가슴속에 있는 행복에 대한 추구는 우리의 참된 본성에 대한 추구이기도 하다.

인간의 조건을 초월하기 위한 추진력이 인도만큼 일관되고 창의적으로 이어져 온 곳은 지구상 어디에도 없다. 인도는 영적 구도자가 더 높은 수준의 의식에 이르도록 돕기 위해 고안된 다양한 신앙과 수행법, 사상의 고향이다. 요가 수행은 풍요로운 인도 문화와 깊게 엮여 있으며, 다양한 영적 수행법과 같은 뿌리에서 발전했다. 요가는 구도자가 더 높은 존재 수준을 향해 나아가는 내면 여행을 돕도록 고안된 고대의 과학이다.

요가 수행법은 때로 힌두교와 연관되지만, 요가는 종교가 아니다. 종교는 삶에 대한 믿음 체계 및 신과 인간의 관계를 강조하는 반면, 요가는 자기의 신성을 직접 경험하여 자기 자신의 가장 깊은 본성을 드러내고자 한다. 요가 수행은 종교와 상관이 없으며, 요가는 어떤 종교 활동도 배제하지 않는다. 요가 수행에는 오로지 자기 자신에 대해, 우주와 자신의 관계에 대해 더 알고 싶은 갈망이 필요할 뿐이다.

산스크리트 어 단어 요가(yoga)는 '합일' 또는 '연결'을 의미하며 몸과 마음, 가슴과 행동의 합일이라 정의된다. 서구인 대부분이 생각하는 전형적인 요가는 신체를 강하고 유연하게 단련하는 일련의 동작들, 즉 아사나(asana)다. 이런 유형의 요가를 하타(hatha) 요가라 한다. 그렇지만 하타 요가는 단순히 신체 훈련에 불과한 것이 아니며, 그 훨씬 이상의 것이다. '하타'라는 말은 산스크리트 단어 '하(ha, 해)'와 '타(tha, 달)'의 조합으로, 이 말 자체가 두 가지 반대 성질의 합일이다. 태양과 연관된 성질은 열기, 남성성, 노력인 반면, 달의 성질은 서늘함, 여성성, 순응이다. 하타 요가는 우리 존재의 본성에 관한 깊은 진실을 발견하는 것을 목적으로 하며, 이를 위해 반대 성질의 짝들이 우리 몸과 가슴에서 조화되도록 돕는다. 이 반대의 성질들을 일컬어 은총의 길에 놓인 디딤돌이라 한다. 그것들은 노력과 순응, 용기와 만족, 활발함과 고요함 같은 마음의 특성이다. 이는 또한 단단함과 부드러움, 뜨거움과 차가움, 고정성과 유동성 같은 물리적 성질일 수도 있다. 근본적으로 요가 수행은 정반대로 보이는 성질들을 조화로운 합일, 즉 중간 자리로 이끈다.

이 중간 자리는 우리 대부분이 완전히 새로운 세계로 들어가는 관문이다. 그곳에서 우리는 자신의 놀라운 능력과 가능성을 새롭게 발견하게 된다. 이 관문을 통해 우리는 가슴으로 들어간다. 이 관문을 지날 때 우리는 혼자 걷는 것이 아니다. 앞서 간 많은 이들의 발자국이 길을 밝혀 주기 때문이다. 우리는 기나긴 세월 동안 수많은 구도자의 꿈과 희망을 실어 나르는 거대한 강물과 함께 흐르고 있음을 깨닫는다. 이 강물에는 우리가 영적인 길을 걷는 동안 우리를 도와줄 힘, 은총의 힘이 있다. 그리고 요가 수행자는 그 관문을 지나 은총의 강물로 들어감으로써 점점 더 행복해질 수 있고 자기의 잠재력을 더욱더 꽃피울 수 있다.

요가의 뿌리

기록으로 남아 있는 가장 오래된 요가의 형태는 희생 제의에 중점을 둔 깊은 성찰과 명상 수행이었다. 요가가 처음 언급된 문헌은 베다(Veda)인데, 베다는 힌두교의 거룩한 지식과 규정이 담겨 있는 가장 오래되고 귀중한 네 가지 성스러운 경전이다. 그중에서도 가장 오래된 경전인 리그베다(Rg Veda)에 요가라는 단어와 그 어원인 '유즈(yuj)'가 처음 등장하는데, 유즈는 말이나 소를 '멍에로 함께 메우다'라는 뜻이다. 그러나 당시까지는 아직 체계적 요가 수행법이 없었다.

대부분의 학자들은 베다가 기원전 1800년에서 1500년 사이에 현재 인도 영토인 인더스 계곡에 도착한, 산스크리트 어를 쓰는 민족에 의해 지어졌을 것으로 추측한다. 스스로를 아리아 인으로 칭하는 이 사람들이 침략을 했는지, 아니면 그 지역에 널리 퍼져 있던 문화를 평화롭게 흡수했는지는 분명하지 않지만, 오늘날 우리가 누리는 요가 수행법의 초기 형태는 그들이 가져왔다.

베다는 '지식' 혹은 '지혜'를 의미하며, 맨 처음 네 가지 베다는 고대의 '보는 자(리쉬)'들에게 주어진 성스러운 계시라고 여겨진다. 베다들은 부르는 사람들에게 질서와 복을 불러들이는 수천 구절의 찬가와 희생제의 기도문으로 이루어져 있다. 브라흐마나(Brahmana, 기원전 1000년~800년)와 아란야카(Aranyaka, 기원전 800년경)라는 두 가지 경전이 그 뒤를 따른다.

베다와 그 주석서는 기본적으로 종교 의식(儀式)과 희생제의를 위한 안내서였다. 그리고 어떻게 하면 더 나은 삶을 살고 결혼, 사업, 전쟁 등에서 성공할 수 있는지를 사람들에게 알려 주었다. 베다 시대에 반드시 성공하고 싶은 사람들은 성직자를 모셔서 베다 경전 중 하나에 따라 의식을 치렀다.

베다 시대의 끝 무렵(기원전 600~550년)에는 우파니샤드(Upanishad)들이 등장하면서 요가 사상이 크게 발전했다. 우파니샤드는 베다의 안내서식 접근법을 뛰어넘어 영적인 삶의 의미에 대해 더 깊은 질문을 던졌다.

우파니샤드(Upanishad)라는 단어는 접두어 '우파(upa, 다가가다)'와 '니(ni, 가까이)', 그리고 '앉다'는 의미의 어근인 '샤드(shad)'로 이루어진다. 그래서 이 단어의 원래 뜻은 '가까이 앉다'이다. 우파니샤드는 깊은 이해에서 나오는 지혜를 제자에게 전할 수 있는 스승을 찾아와서 가까이 앉도록 초대하는 역할을 한다. 제자들이 스승의 발아래 둘러앉아서 지혜를 배우고 암기하는 것은 베다 시대의 전통이었다. 그러나 우파니샤드는 삶의 신비를 베다보다 더 깊이 탐구했다. 로체스터 대학교의 종교학 교수이자 탄트라를 연구한 학자인 더글러스 브룩스(Douglas Brooks)의 말에 따르면, 우파니샤드는 '방과 후에 남아서' 우주가 어떻게 작동하는지뿐만 아니라, 왜 그렇게 작동하며, 우주의 본성은 무엇인지, 그 안에서 나의 자리는 무엇인지 등에 관해 더 깊이 질문하면서 탐구하고 싶은 학생들을 대상으로 했다고 한다.

> 누가 두려워 불은 타오르고, 누가 두려워 해는 빛나며,
> 누가 두려워 바람과 구름과 죽음은 각자의 본분을 행하는가?
>
> 타이티리야 우파니샤드

우파니샤드의 이 깊은 질문은 오늘날 우리가 아는 요가로 진화해 온 길을 잘 보여 준다. 우파니샤드는 오랜 세월에 걸쳐 모든 위대한 요가 전통을 떠받치는 근본적인 지혜가 되었다.

인도 사상은 서력기원 훨씬 이전에 이미 풍성하게 발전했다. 우파니샤드가 지어질 무렵(혹은 조금 뒤에) 전설적 성인이자 학자인 파탄잘리(Patanjali)가 《요가 수트라(Yoga Sutra)》를 편찬했다. 수트라(sutra)라는 단어는 '실'이라는 의미의 '수(su)'와, '초월하다'는 의미의 '트라(tra)'로 이루어진다. 《요가 수트라》는 하나의 실에 꿰인 진주알과 같으며, 제자의 초월을 돕는다. 이 수트라는 스승과 가르침과 제자를 하나로 엮는 실과 같다. 《요가 수트라》는 당대의 요가 가르침을 기억하기 쉽도록 간결한 문장으로 응축한 경구들로 구성되었다. 이 간명한 문체는 해석의 여지를 남겨, 오늘날까지 오랜 기간에 걸쳐 주석과 분석이 이어지고 있다. 파탄잘리의 《요가 수트라》는 오늘날 고전 요가로 알려진 체계의 주춧돌이 되었는데, 이 체계에 대해 더 상세하게 살펴보자.

요가의 세 가지 세계관

서구에서는 요가를 힌두교와 혼동할 때가 많다. 이 둘은 같은 문화와 언어, 용어를 공유하기 때문에 사람들이 둘을 하나로 묶는 것은 어찌 보면 당연한 일이다. 두 전통 모두 리그베다에 뿌리를 두고 있으며, 산스크리트 어가 공통 기반이다. 인도에서 많은 힌두교인이 요가를 수행하지

만, 모든 요가 수행자가 힌두교인은 아니다.

요가는 삶의 방식을 제시하는 철학체계이며, 전통적으로 베다의 진실을 잘 대표하는 철학파 중 하나로 인정받고 있다. 많은 철학파들이 저마다 인도 사상의 발전에 기여했는데, 각 학파는 철학 사상의 한 유형으로서 오랜 세월에 걸쳐 인도에서 진화해 왔다. 이 체계 중 몇몇은 수십 년에 걸쳐 서구, 특히 미국으로 전해졌다. 하타 요가가 전례 없이 대중화된 요즘, 현대의 요가 체계가 어떤 토대 위에 세워져 있는지를 살펴보는 것이 중요하다.

외부로 전파된 인도 사상 중에서 현대 요가의 본질적인 핵심을 이루는 것은 고전 요가, 아드바이타 베단타, 탄트라 등 세 가지 철학 전통이다. 오늘날 서구에서 대중화된 모든 하타 요가 체계는 이 세 학파 중 적어도 하나의 철학에 기반을 두고 있다. 다음에 살펴볼 탄트라 학자 더글러스 브룩스의 연구는 이 세 가지 체계를 이해하는 토대를 제공한다.

고전 요가

고전 요가는 파탄잘리의 《요가 수트라》를 가장 잘 대표한다고 스스로 여기는 요가 유파들에게 주어진 이름이다. 이들의 철학은 우주의 두 가지 주요 '본질'을 프라크리티(prakriti, 물질)와 푸루샤(purusha, 영(靈) 또는 순수의식)로 분명히 구분하는 이원론 철학이다. 고전 요가에서 물질과 순수의식은 질적으로 다른 실재들로서 서로 섞이거나 합쳐질 수가 없다. 순수의식은 절대적이고 변하지 않으며, 물질보다 우월하다. 물질은 상대적이고 변화하며, 순수의식보다 열등하다.

인간의 본질은 순수의식인 반면, 감정과 생각을 포함한 물질세계의 모든 것은 물질이라고 간주된다. 인간의 고통은 이 열등하고 물질적인 실재를 자신의 참된 본성으로 여기는 오해의 결과로 일어난다. 고전 요가의 목표는 이 두 가지 실재를 분리하는 것, 즉 몸/마음으로부터 우리의 참된 본성을 분리해 내는 것이다. 고전 요가는 수행자가 자신의 불멸의 의식을 경험하도록 돕기 위해 고안된 것이다. 요가 수행의 목표는 몸으로 들어가서 몸에서 빠져나오는 것이다. 이런 수행법은 때로는 혹독한 수련을 통해 고통을 넘어서도록 밀어붙이는데, 수행자가 참된 자기는 몸이나 느낌이 아닌 다른 무엇임을 깨달을 수 있게 하기 위한 것이다. 몸은 열등하므로 복종하도록 훈련시켜야 순수의식을 깨달을 수 있다. 고전 요가의 영향을 받은 요가 수업에서는 훈련을 통한 몸과 마음의 통제를 강조할 가능성이 높다. 특별히 힘든 동작을 할 때에는 "통증을 뚫고 나아가라."와 같은 말을 들을 수도 있다.

고전 요가의 수행자에게는 몸과 육체적인 삶이 해결해야 할 문제다. 태어나는 것은 전생에서 우리의 참된 본성을 깨닫지 못한 결과이며, 우리는 진리를 깨달을 때까지 계속해서 삶을 반복해야 하는 운명에 처해 있다. 몸과 마음과 생각이라는 열등한 실재로부터 순수의식의 경험을 분리해 낼 때, 구도자는 윤회의 감옥에서 해방될 수 있다.

아드바이타 베단타

베단타(vedanta)는 '베다의 결론 또는 끝'을 의미한다. 베단타는 베다의 내용과 가르침의 마지막 부분인 우파니샤드에 바탕을 두기 때문이다. 고전 요가의 이원론 철학과 달리, 아드바이타(advaita, 비이원론) 베단타는 실재를 물질과 순수의식으로 나누는 개념을 부정한다. 아드바이타 베단타에서는 순수의식만이 실재하며, 물질은 환상(幻相, 실체 없는 형상)이다. 물질과 몸, 생각, 감정, 육체적인 삶 자체에 대한 우리의 경험은 지각의 오류이며, 바로잡을 수 있는 것이다. 단 하나의 참된 실재만 존재하지만, 깨닫지 못한 마음에는 수없이 다양한 것으로 보인다. 참된 실재는 변하지 않으며 늘 한결같다. 따라서 변하는 것은 무엇이든 실재가 아니다. 우리가 세상에서 경험하는 모든 차이는 실제로는 존재하는 것이 아니다. 단 하나의 실재만 존재하기 때문이다. 만일 우리가 어떤 아이스크림 맛을 좋아하고 어떤 무지개 색깔을 좋아한다면, 그것은 사실 판단의 오류에 불과하다. 우리에게 지각된 차이들은 어느 것도 실재하지 않는다. 인간의 모든 고통은 이 지각의 오류에서 비롯된다.

고전 요가 수행자들에게 그렇듯이, 아드바이타 베단타를 따르는 이들에게도 육체적인 삶은 해결해야 할 문제다. 그리고 이들에게도 해결책이 있다. 잘못된 생각을 극복하기 위한 주요 전략 중 하나는 '네티, 네티(neti, neti)'인데, "이것도 아니요, 저것도 아니다."라고 부정하는 방법이다. 이 수행법은 "나는 내 몸이 아니다. 내 몸은 변하기 때문이다.", "나는 내 감정이 아니다. 내 감정은 변하기 때문이다."와 같은 문장을 반복한다. 이 방법을 일상생활에서 꾸준히 적용하면, 참된 앎이 드러나서 생각의 오류를 몰아낼 수 있다. 구도자는 참된 앎을 얻을 때 진리를 깨닫게 된다. 진리를 깨달은 사람은 계속 몸에 머물지라도 몸, 생각, 보이는 것 모두가 환상이라는 것을 자각할 것이다. 아드바이타 베단타의 영향을 받은 하타 요가 수업에 가면, 아마 "여러분은 여러분의 몸이 아닙니다." 혹은 "여러분은 여러분의 생각이 아닙니다."와 같은 말을 듣게 될 것이다.

탄트라

기원전 5, 6세기 무렵, 우주의 본질과 이에 대한 우리의 관계를 다루는 인도의 철학 사상에 또 한 번의 혁명이 있었다. 이 근본적인 변화는 탄트라(tantra)라는 이름으로 알려진 경전과 구전 전통, 수행법을 탄생시켰다. 탄트라는 원래 '베틀' 혹은 '엮다'라는 뜻이다(전승된 가르침을 의미하는 '아가마'라고도 한다).

물질과 순수의식의 본질에 관한 고전 요가와 아드바이타 베단타 요가의 논쟁에 합류하는 대신, 탄트라는 양쪽에 동의하면서도 새롭게 비틀어서 새로운 변화를 이끌어 냈다. 탄트라 수행자들은 고전 요가 수행자들처럼 순수의식과 물질의 존재를 인정했지만, 어느 쪽에도 우위를 두지 않았다. 그리고 아드바이타 베단타 사람들처럼 모든 실재가 궁극적으로 하나임을 긍정했다. 어떻게 이럴 수 있을까? 어떻게 두 가지 다른 철학이 동시에 참일 수 있을까?

탄트라 철학자들은 이 두 가지 위대한 가르침을 능란하게 엮어 넣어서 이 문제를 해결했다. 그들은 영적인 실재와 물질적인 실재를 둘 다 받아들였다. 물질적 우주는 신성(神性)이라는 하나의 지고한 실재가 다양한 모습으로 나타난 것이라고 설명한다. 물질적 실재(고전 요가의 프라크리티)의 모체는 베단타에서 말하는 지고의 참나(참된 자기)다. 우리가 살고 있는 세계는 이 지고한 의식의 무한한 모습이 표현된 것이다.

이는 육체를 해결해야 할 문제로 여기고, 육체를 극복하기 위해(고전 요가) 또는 육체가 환상임을 깨닫기 위해(아드바이타 베단타) 육체를 강하게 훈련하거나 자기를 부정하던 기존의 지배적인 관점들로부터 놀라운 전환이었다. 기존의 관점들과는 뚜렷이 대조적으로, 탄트라 철학을 따르는 이들은 몸을 전생의 실수나 실패로 인한 결과로 보는 대신, 신성 자체의 표현으로서, 축하하고 감사히 받을 만큼 가치 있는 것으로 여겼다. 이 관점은 몸과 모든 삶을 신성의 체현으로 보면서 온전히 받아들인다. 이 관점에서 보면, 아무것도 포기할 것이 없고, 현생의 원인인 실패한 전생도 없으며, 신에게 선물 받은 현실에서 마음껏 살아가는 일만 남게 된다.

세상을 열등하게 보거나 환상으로 여기며 세상을 등지는 고전 요가와 아드바이타 베단타 추종자들과 달리, 이 새로운 길을 따르는 사람들은 주로 세속에서 살아가는 평범한 일반인들이었다. 그들은 일상 세계에서 직업을 가지고 일을 하여 밥벌이를 하고 대금을 지불하면서 가정을 이끄는 사람들이었다. 탄트라 학자인 더글러스 브룩스는 이런 사람들을 가리키기 위해 라자나카(rajanaka)라는 단어를 만들었다. 라자나카라는 용어는 '자기 삶의 주권자'를 의미한다. 이 단어는 이 요가 수행자들이 여전히 세속 세계에 살면서 자기 삶의 모든 측면을 다스리는 주인이 되기 위해 이 수행법을 이용했다는 것을 나타낸다. 현대의 요가 학파는 라자나카 탄트라 전통에 기반하며, 고대의 탄트라 의식(儀式)을 생략한 풍부한 탄트라 철학을 따른다.

두말할 나위 없이, 이와 같은 탄트라 사상으로 근본적 전환은 오늘날 요가 수행법에 영향을 끼쳤으며, 서구에 널리 알려진 하타 요가 체계들 사이에 두드러진 차이를 보여 준다. 라자나카

고전 요가의 여덟 가지

앞에서 간략히 말했듯이, 고전 요가의 관점은 《요가 수트라》의 엄격한 해석을 따르는데, 이 경전은 오랜 세월에 걸쳐 발전해 온 요가 과학의 정점으로서 깨달음에 이르는 구체적인 길을 제시한다. 이 길은 여덟 단계로 이루어지며, 이 단계 전체를 가리켜 아쉬탕가 요가(ashta는 '여덟', anga는 '가지'), 즉 영적 합일에 이르는 여덟 가지 길이라 한다. 이 단계들은 윤리적 규범에서 시작하여 신체 자세, 호흡 수련, 정신 훈련의 단계를 거쳐 가장 높은 단계인 절대자와의 합일에 이른다.

다음은 여덟 가지에 대한 설명이다.

1. 야마(yama) : 다른 사람들 및 세상과의 관계에 적용되는 다섯 가지 덕목 혹은 자제. 아힘사(ahimsa, 비폭력), 사티야(satya, 진실함), 아스테야(asteya, 훔치지 않음), 브라흐마차리야(brahmacharya, 거룩한 품행), 아파리그라하(aparigraha, 집착하지 않음)

2. 니야마(niyama) : 자기 자신과의 관계에 적용되는 몸가짐, 행동, 말과 생각에 대한 다섯 가지 권장 사항. 샤우차(shauca, 정결함 또는 깨끗함), 산토샤(santosha, 만족), 타파스(tapas, 신과의 재결합을 향한 염원과 열정), 스와디야야(svadyaya, 스스로 하는 공부 또는 자기 탐구), 이슈와라 프라니다나(isvara pranidhana, 신에게 헌신 또는 순종. "신의 뜻대로 하소서.")

3. 아사나(asana) : 단단한 몸과 안정된 지성, 자비로운 정신을 만들기 위한 자세들. 서양인들에게 흔히 요가로 알려져 있는 신체 수련.

4. 프라나야마(pranayama) : 요가 수행자가 생명 에너지에 숙달되도록 돕는 일련의 호흡 수련법.

5. 프라티야하라(pratyahara) : 감각과 마음, 의식을 외부세계로부터 거두어들여 내면에 집중하는 것.

6. 다라나(dharana) : 고도의 집중. 아사나로 몸을 단련하고, 프라나야마의 불로 마음의 불순물을 제거하고, 프라티야하라로 감각을 제어하면, 이 여섯 번째 단계에 도달한다.

7. 디야나(dhyana) : 명상. 의식을 영혼으로 거두어들임.

8. 사마디(samadhi) : 무아경. 신성과 합일. 의식, 진리, 말할 수 없는 기쁨을 경험한다. 사마디는 마음으로 알 수 있는 것이 아니므로 사마디를 이해하려면 직접 경험해 보아야 한다.

《요가 수트라》에 근거한 고전 요가 체계가 서구에서 가르치는 가장 일반적인 요가 스타일이 되었다는 것은 틀림없는 사실이다. 이 체계는 명확한 단계별 접근을 통해 영적으로 발전하기를 원하는 수행자들에게 상당한 매력이 있다.

탄트라 철학의 영향을 받은 요가 수업에 가면, 아마도 "은총을 향해 가슴을 여세요.", "여러분의 몸은 신성한 사원입니다." 또는 "가슴속의 빛이 환히 빛나게 하시고, 자기 안의 신성을 표현하세요."와 같은 말을 듣게 될 것이다.

요가의 길

종교계에 여러 철학과 다양한 경전 해석이 있듯이, 요가계에도 여러 가지 철학이 형성되었다. 그래서 요가의 생활 과학은 수 세기에 걸쳐 다양한 길이나 접근법으로 체계화되었다. 생각도 감정도 수없이 다양한 인간들이 요가의 영역에서도 다양한 영적 성장의 길을 찾아낸다는 것은 놀라운 일이 아니다. 그렇지만 산 정상으로 오르는 길은 수없이 많듯이, 모든 길은 같은 목적지에 이르게 한다. 많은 사람은 살면서 앞으로 나아가는 동안 여러 가지 영적인 필요를 느끼게 되는데, 이런 필요들에 부응하는 길은 하나만이 아니라는 것을 발견한다. 자신에게 가장 좋은 요가의 길은 가슴이 가장 끌리는 길이다.

요가의 길은 많은데, 인도의 힌두 문화에서 두드러진 여섯 가지 길은 다음과 같다. 박티 요가, 갸나 요가, 카르마 요가, 라자 요가, 만트라 요가, 하타 요가.

박티 요가(bhakti yoga) 헌신의 요가. 신의 사랑에 가슴을 여는 것, 그리고 사랑하는 자(요가 수행자)와 신성한 연인(신)의 합일을 강조한다. 이 헌신적인 사랑은 키르탄(kirtan)이라는 모임에서 무아경의 상태로 신성한 연인의 이름을 반복하는 노래나 찬송으로 표현되는 경우가 많다. 현재 미국에서 가장 인기 있는 키르탄 음악가인 크리슈나 다스도 박티 요가 수행자다.

갸나 요가(jnana yoga) 지혜의 요가. 갸나는 '앎'을 의미한다. 이 요가는 비실재 또는 환상과 실재를 구분하는 수련을 통해 참나를 깨닫는 길이다. 이 길은 해탈의 순간에 참나를 깨달을 때까지, 현상의 산물과 초월적 참나를 구별하는 법을 수련한다. 비이원론(아드바이타 베단타)을 엄격히 따르는 길로서, 구도자에게 실재와 비실재, 참나와 참나 아닌 것을 분리하도록 요구한다. 마음은 비실재의 일부로 여겨지므로 마음을 뛰어넘는 도구로만 써야 한다. 이 길의 주요 기법은 명상과 관조다.

카르마 요가(karma yoga) 사심 없는 행동의 요가. 카르마는 '행위'를 의미한다. 카르마 요가 수행자는 모든 행위를 신에게 바치는 봉헌물로 여기며, 개인적 이익을 생각하지 않는다. 다른 사람들을 섬김으로써 사심 없이 신을 섬긴다. 마더 테레사와 마하트마 간디가 카르마 요가 수행자의 사례다.

라자 요가(raja yoga) '왕'의 요가. '라자'는 왕을 의미하며, 라자 요가는 대개 일상생활을 하는 중에는 숨겨져 있고 마음의 활동 때문에 가려져 있는 우리 안의 왕을 드러내고자 한다. 라자 요가는 고전 요가의 길이며, 파탄잘리의 아쉬탕가, 즉 여덟 가지의 길과 가장 자주 연관된다. 《요가 수트라》는 라자 요가 수행자가 실재를 직접 경험하도록 안내하는 지침서 역할을 한다.

만트라 요가(mantra yoga) 소리의 요가. '만트라'라는 단어는 '생각하다'는 뜻인 어근 만(man)과 '표현하는 수단'을 의미하는 접미사 트라(tra)로 이루어진다. 따라서 만트라는 소리로 표현된 생각이나 의지를 가리킨다. 만트라는 영적·정신적 힘이 담긴 성스러운 음성이나 소리다. 만트라 요가 수행자들은 깊은 명상 상태에 들어가고 특정한 의식 상태를 일으키기 위해 만트라를 이용하며, 신성의 어떤 특징을 표현하는 만트라가 자신의 의식에서도 그 특징을 일깨우도록 도울 것이라고 믿는다. 예를 들어, 장애를 제거하는 신인 가네샤(Ganesha)를 향한 만트라는 우리의 성격 중에서 인생의 장애물을 극복할 수 있는 부분을 일깨우기 위한 것이다. 가장 중요하고 널리 알려진 만트라는 '옴(OM)' 소리다(43~44쪽 참고).

하타 요가(hatha yoga) 몸을 움직이는 요가이며, 그 의미는 앞에서 설명했다. 하타 요가에는 여러 유파가 있는데, 각각은 앞에서 언급한 주요 철학 전통(고전 요가, 아드바이타 베단타, 탄트라)에 뿌리를 둔다. 치유 요법에서부터 활발하게 운동하며 물 흐르듯 연결되는 체계에 이르기까지 다양한 스타일의 하타 요가가 서구에서 인기를 끌고 있다. 몇몇 스타일은 상세한 신체 정렬을 활용하며 수련하지만, 어떤 스타일들은 오로지 내적 경험에만 초점을 맞춘다. 어떤 스타일들은 냉방 장치가 된 편안한 환경에서 수련하며, 어떤 스타일은 38도가 넘는 더운 방에서 수련한다. 다양한 종류의 요가가 있으니 자신에게 맞는 스타일을 찾을 수 있을 것이다. 이 책 끝부분에 있는 '자료' 항목에는 여러 가지 스타일의 하타 요가에 대해 더 많이 알아볼 수 있도록 각 요가 스타일의 웹사이트 주소와 연락처를 소개해 놓았다.

에너지 몸의 구조: 차크라

요가 수행법은 우리의 몸을 단순히 신체의 수준만이 아니라 그 이상의 수준으로 다루기 위해 고안되었다. 요가 수행자에게 신체는 아스트랄(astral) 몸, 즉 에너지 몸의 표현이자 반영이다. 이 에너지 몸은 자체의 해부학적 구조가 있으며, 차크라(chakra)라고 불리는 일곱 개의 주요 에너지 센터(또는 소용돌이)가 그 기초를 이룬다. 차크라라는 단어는 바퀴나 원반을 의미한다. 차크라는 척추 기저부에서부터 정수리까지 이어지는 중앙의 에너지 통로를 따라 위치하는데, 에너지 통로는 나디(nadi)라고 하며, 중앙의 에너지 통로는 수슘나(sushumna)라고 한다. 수슘나는 에너지 몸의 주요 통로로서 생명력(쿤달리니)이 지나는 길이다. 차크라는 이 길을 따라 위치해 있으며, 여기에서 다른 에너지 통로들이 교차한다. 고전 요가의 목표는 척추 기저부 아래에 잠들어 있는 쿤달리니 에너지를 깨워서, 정수리에 있는 가장 높은 에너지 센터까지 상승시키는 것이다. 반면, 탄트라의 접근법은 이미 깨어 있는 그 신성한 에너지를 알아차리도록 자극하는 것이다. 이 상태를 이루고 유지할 수 있는 요가 수행자는 깨달은 것으로 여겨진다.

에너지가 흐르는 에너지 몸에는 약 72,000개의 나디가 있다. 중앙의 수슘나와 그 양쪽에 있는 다른 둘을 합한 세 가지가 가장 중요하다. 왼쪽 통로를 이다(ida)라고 하는데, 그 성질은 달처럼 서늘하고 부드럽고 내성적이며 섬세하다. 오른쪽 통로는 핑갈라(pingala)라고 하며, 태양처럼 열기, 활동성, 힘과 관련이 있다. 이 양쪽에서 에너지 흐름의 균형 상태는 신체가 느끼는 덥고 추운 감각에 영향을 준다. 이 두 통로는 수슘나의 맨 아래, 척추 기저부('칸다'라고 하는 달걀 모양의 에너지 소용돌이)에서 시작하는데, 칸다는 첫 번째 차크라인 물라다라(muladhara)와 일치한다. 이다와 핑갈라는 위에 있는 여섯 개의 차크라에서 교차하며 나선형으로 수슘나를 돌아 올라간다.

차크라는 뒤에 뿌리가 있는 연꽃처럼 몸의 앞쪽에서 시각화할 수 있다. 생명 에너지, 즉 프라나(prana)가 이 체계를 통해 움직이며 차크라를 회전시킨다. 이 에너지 흐름 체계의 건강은 알맞은 속도로 회전하는 차크라에 달려 있다. 차크라가 너무 느리거나 너무 약하거나 너무 빠르게 회전하면, 에너지 흐름이 막히고 이 체계가 균형을 잃어서 정서적, 신체적 질병으로 나타날 수 있다.

각 차크라는 몸에서 물리적 위치를 차지하며 신체적, 정서적, 에너지적 특성과 연관이 있다. 또한 각 차크라는 인간으로서의 기본적인 권리와 연관이 있으며, 신체적으로, 에너지적으로 어떻게 느끼는지와도 연관이 있다. 예를 들어, 부모에게 사랑받고 인정받고 존중받는다는 것을 알고 있는 아이는 안전하다는 건강한 느낌을 발달시킬 수 있다. 그러면 안전하다는 느낌과 연관된 물라다라 차크라의 기능이 향상된다.

차크라는 요가 수행자에게 에너지적으로 건강한지 여부를 알려 주는 역할을 할 수 있다. 우리가 하타 요가의 신체 수련을 행하면 신체 각 부분으로 흐르는 에너지와 건강, 자각이 향상된다. 만일 우리 몸의 어떤 부위에서 에너지가 알맞게 기능한다면, 그 부위와 연결된 차크라도 알맞게 기능할 것이다. 이 원리에 따라, '자존감 주파수 대역'인 마니푸라(manipura) 차크라 영역(허리선)을 강화하여 수련생의 자존감을 향상시키는 하타 요가 수련법을 고안할 수도 있다.

에너지의 관문: 반다

반다(bandha)는 심신의 에너지 흐름을 조절하는, 미묘한 에너지 몸에 있는 일련의 에너지 관문들이다. 반다라는 단어는 잠금이나 조임을 의미한다. 반다는 우리 순환계에서 한 방향으로만 열리는 판막과 같다고 생각할 수 있다. 심장이 혈액을 내보내면 이 판막들은 혈액이 역으로 상승하지 않고 한 방향으로 흐르도록 하여 혈류를 올바른 방향으로 보낸다. 반다는 이와 비슷한 방법으로 생명 에너지의 방향을 이끈다.

요가 수련자는 잠금이나 조임을 이용하여, 심신의 에너지를 붙잡아 두고 있다가 미묘한 에너지 통로로 강하게 내보내기 위해 특정한 근육 집단을 강화하는 법을 배운다. 이렇게 하면 미묘한 몸에서 심령적인 열기가 발생하여 쿤달리니 에너지가 깨어나도록 자극하는 데 도움이 된다.

우리 몸에는 세 개의 주요 반다가 있다.

물라 반다(mula bandha) 뿌리 잠금. 척추 기저부에 있다. 생명 에너지의 하강하는 흐름인 아파나(apana)를 멈추어, 상승하는 흐름인 프라나(prana)와 균형을 이루게 한다. 신체에서 물라 반다의 위치는 회음(항문과 생식기 사이의 물렁조직)이다. 물라 반다는 회음부의 근육을 이용해 에너지를 중심점으로 끌어들일 때, 몸의 중심부를 통해 에너지가 상승하면서 발생한다. 초보자 대부분은 이 신체 부위를 잘 자각하게 될 때까지는 이런 근육들을 활용하기가 어렵다. 이러한 자각은 소변의 흐름을 멈출 때처럼 골반 기저근을 조임으로써 향상될 수 있다. 자각이 향상되면, 회음부의 근육을 통해 에너지를 중심점으로 끌어들이고, 몸의 중심부를 통과하는 에너지를 상승시켜 물라 반다를 실행할 수 있다.

웃디야나 반다(uddiyana bandha) '웃디야나'는 '위로 날아오르다'는 뜻이다. 이 '관문(gate)'은 아랫배에 있다. 웃디야나 반다는 숨을 완전히 내쉬고, 아랫배를 안으로 당기며 위로 끌어올리는 동시에 가로막(횡격막)을 들어 올림으로써 행한다. 이 반다는 위장과 허파를 비롯한 내장에 압력을 가한다. 그러므로 식후나 깊이 숨을 들이쉬는 동안에는 실행하지 않는 것이 중요하다. 이 반다는 수슘나에서 상승하는 프라나의 흐름을 더욱 끌어올리기 위한 것이다.

잘란다라 반다(jalandhara bandha) 턱 또는 목구멍 잠금. 목구멍 상부에 위치한다. 이 잠금은 프라나의 흐름이 몸통을 벗어나 위로 새지 못하게 막고, 머리에서 몸통으로 내려가지 못하게 막는다. 잘라는 '그물', '거미집' 또는 '망으로 된 조직'을 의미한다. 이 잠금은 다음과 같이 행한다. 목을 길게 늘이며, 달콤한 음료를 마시듯 입천장에서부터 움직임을 시작해 고개를 뒤로 젖

한다. 목을 계속 위로 늘리며, 백조가 인사하듯 고개를 앞으로 내밀어서, 목구멍이 옆으로 활짝 웃는 느낌으로 목구멍 맨 윗부분을 뒤로 당기며 끌어올린다. 목구멍 맨 윗부분을 뒤로 당기며 끌어올리는 동시에 턱은 계속 가슴 쪽으로 내민다.

이 반다들을 함께 실행하면, 골반 바닥과 목구멍 차크라 사이에 에너지를 담을 공간이 생긴다. 이때 발생하는 심령적인 열기는 중앙 에너지 통로에서 흐름을 막는 장애물을 없애고 쿤달리니 에너지가 상승하는 데 도움이 된다.

하타 요가 수업에 가면, 위에 언급된 특정한 이름으로 반다 사용법을 배울 수도 있고, 반다라는 말 자체를 듣지 못할 수도 있다. 어떤 하타 요가 스타일에서는 반다에 대해 빈번히 가르치고, 다른 스타일에서는 드물게 가르치며, 또 다른 스타일에서는 신체 정렬 원리를 사용하여 반다와 같은 효과를 얻는다.

이 책은 아사나 교육을 위해 후자의 접근 방식을 따른다. 물라 반다는 이 책에 소개된 많은 아사나에 공통적으로 적용되는 다음의 지시 순서를 따를 때 실행된다. 넓적다리를 뒤로 당기고, 골반 바닥을 넓힌다. 이 움직임을 유지하며, 꼬리뼈는 안으로 밀어 넣어서 아래로 당긴다. 그리고 아랫배에서부터 정수리까지 길게 뻗어 낸다. 웃디야나 반다는 다음의 지시를 따르면 실행된다. 배꼽 아래의 살을 안으로 당기며 위로 끌어 올리고(허리선의 옆면을 뒤로 당긴다) 아랫배에서부터 정수리까지 길게 뻗는다. 잘란다라 반다를 실행하는 방법은 이 책에서 다루지 않는다.

드리쉬티 활용하기

드리쉬티(drishti)는 응시점, 즉 시선을 모으는 지점이다. 드리쉬티는 수련할 때 시선을 모으는 방향으로서 이 책의 2장부터 10장까지 나오는 모든 동작에 포함되어 있다. 드리쉬티는 바닥이나 코끝, 또는 배꼽 같은 외부의 사물이나 신체의 한 지점에 시선을 고정하도록 하지만, 사실 드리쉬티는 신체적 시선보다는 '내면'에 관심을 집중하게 하기 위한 것이다. 드리쉬티는 주변 환경 때문에 산만해지지 않고 늘 알아차리면서 수련하도록 돕기 위한 것이다. 도움이 된다고 판단되면 이 책의 자세를 수련할 때 사용해 보기 바란다.

요가 수행법
최대한 활용하기

요가의 역사와 철학에 대해 간략히 살펴보았으니, 이제 요가를 수련할 때 고려해야 할 기본 요소 몇 가지를 알아보자. 요가 수련을 위한 옷차림, 시간, 장소, 이용 도구에 대해 간단한 선택을 하는 것만으로 요가를 더욱 즐길 수 있으며, 수련 시간을 훨씬 효과적으로 활용할 수 있다. 요가를 수련하면서 호흡하는 법을 배우는 것은 수련의 향상과 최선의 결과를 얻는 데 매우 중요하다. 명상은 요가 수련을 보완하는 훌륭한 방법이며, 요가와 마찬가지로 탁월한 효과를 볼 수 있는 독자적인 수행법으로서 누구나 평생 즐길 수 있다. 이제부터 소개하는 이 모든 수행법은 하타 요가 수련을 시작하는 독자들의 도구상자를 풍부하게 채워 줄 것이다.

요가 호흡

우리의 호흡은 우리의 생명과 같다. 호흡은 아주 자연스럽게 자동적으로 일어난다. 그래서 어떤 이유로 호흡이 가빠지거나 제약을 받지 않는 한, 대다수 사람들은 자신이 호흡하고 있다는 사실조차 알아차리지 못한다. 생명은 첫 번째 들숨과 함께 우리에게 들어와서, 마지막 날숨과 함께 우리를 떠난다. 호흡은 우리의 생명 에너지와 정말로 하나다. 생기를 불어넣는 호흡의 생명 에너지는 '샥티(Shakti)'라는 여신의 활동이라고 볼 수 있다. 샥티는 우주 만물에 생기를 불어넣는 신의 창조적인 에너지다. 사실 우리는 항상 이 신성한 에너지에 의해 숨을 쉬고 있다. 우리가 숨을 들이쉴 때 샥티는 우리에게 내쉬고, 우리가 숨을 내쉴 때 샥티는 들이쉰다.

요가 수행자에게 호흡은 몸에서 움직이는 프라나 즉 생명 에너지를 확장해 주는 역할을 한다. 호흡은 이 에너지의 자연스러운 흐름이 지각되는 형태로 드러난 것이다. 호흡은 또한 우리가 가슴속 태도를 표현하고 외부 신체로 이를 옮기는 매개체이기도 하다. 우리는 호흡을 이용하여 에너지 흐름을 더 섬세하게 알아차릴 수 있으며, 이를 통해 우리 자신의 신성한 본성을 깨닫는 데 더 가까워진다. 호흡은 요가를 수련할 때 몸을 열어 주어 우리의 에너지가 더욱 자유롭게 흐르도록 도울 수 있다. 호흡을 알아차리면서 아사나 수련을 하면 깊이 자각하는, 성스러운 성질이 수련에 더해진다.

요가 수련에서 가장 먼저 배우는 것 중 하나가 호흡의 알맞은 사용법이다. 요가는 우리 각자 안에 있는 깊은 영혼과 연결되는 수련법이다. 요가는 또한 우리 가슴의 본질, 우리의 모든 꿈과 소망에 주파수를 맞추어, 이를 우리 신체를 통해 즐겁게 표현하는 방법이다. 우리는 호흡이라는 매개체를 통해 그렇게 연결된다.

자연 호흡

태어날 때 우리의 호흡은 충만하게 흐르며 아무 제약이 없다. 우리의 몸과 마음은 호흡을 완전히 표현되도록 만들어졌다. 우리는 그렇게 호흡하기 위해 생각할 필요가 없다. 이런 호흡은 우리가 의식적인 노력을 전혀 하지 않아도 저절로 일어난다. 이런 호흡을 '자연 호흡'이라고 하는데, 몇 가지 주요 특징이 있다.

    1. 골반 바닥은 들숨에서 확장되어 내려가고, 날숨에서 수축되어 올라간다.

    2. 빗장뼈(쇄골)는 들숨에서 들려 올라가고, 날숨에서 내려간다.

    3. 위팔은 들숨에서 바깥으로 회전하고, 날숨에서 안으로 회전한다.

이 과정은 호흡마다 배가 나오고 들어가는 아기의 호흡에서 가장 분명히 볼 수 있다. 아기들은 온몸으로 호흡하는 것 같아서, 마치 호흡의 움직임에 따라 모든 신체 부위가 팽창하고 수축하는 것 같다. 누구나 자신의 가로막(횡격막) 호흡을 관찰할 수 있는데, 자리에 누워 있으면 호흡에 따라 배가 자연스럽게 올라갔다 내려가는 것을 알아차릴 수 있다.

자연 호흡은 우리 안에서 샥티 에너지의 온전한 표현으로서 흐르고 싶어 한다. 그러나 정신적 또는 정서적 트라우마를 경험하면, 우리는 자연스러운 흐름을 제한하는 다른 호흡 습관을 들이게 된다. 예를 들어, 우리가 위협을 받거나 화가 날 때는 몸 전체가 긴장하며, 우리는 흔히 '투쟁-도피 반응(싸우거나 도망치는 반응)'이라고 알려진 상태로 들어간다. 그런 상태가 되면 우리에게는 기본적인 생존 본능만 남는다. 그 결과로 복부가 긴장되고, 가로막(횡격막) 호흡이 제한되며, 급하고 얕은 가슴 호흡을 하게 된다. 이 상태는 버스에 치일 수 있는 상황에 처한 사람에게는 유익할 수 있다. 그렇지만 투쟁-도피 반응을 일으키는 상황에 오래 노출된 사람은 장기간의 불편한 호흡 습관을 갖게 될 수 있다. 빠른 속도의 생활방식으로 인한 정서적 스트레스는 완전한 호흡과 단절되는 상태로 이어질 수 있다. 폐활량의 적은 일부만 활용하는 문제는 서구인에게 드문 일이 아니다. 자연 호흡을 다시 자각하게 되면, 우리의 건강한 호흡 패턴을 회복하는 데 도움이 될 수 있다.

제약받지 않는 호흡을 하면, 호흡을 담당하는 주요 근육인 가로막(횡격막)의 움직임 때문에 복부가 자연스럽게 나오고 들어간다. 우리의 몸통은 흉강(가슴의 내부 공간)과 복강(배의 내부 공간)이라는 두 부분으로 나뉜다. 흉강의 바닥에 있는 가로막(횡격막)이라는 근육막은 흉강과 복강을 완전히 분리시킨다. 가로막의 둘레는 가죽이 드럼 윗면을 감싸듯 가슴우리(흉곽) 아랫부분을 감싸며, 얼추 갈비뼈의 밑 둘레를 따라 붙어 있다. 가로막은 복장뼈(갈비뼈와 붙어 있는 가슴 중앙) 아래에 부착되어 갈비뼈의 밑 둘레를 따라 가로막다리(crura)라는 힘줄 조직에 의해 허리뼈까지 연결된다. 가로막의 '드럼 윗면'에는 세 개의 통로가 뚫려 있어, 내려가고 올라가는 혈류가 흐르고 음식이 통과할 수 있다. 심장은 가로막 바로 위에 위치하고, 소화 기관은 가로막 바로 아래에 있다. 허파의 아랫면은 가로막의 윗면에 붙어 있다.

가로막은 넓은 범위에 걸쳐 움직이며 흉강의 부피를 크게 바꾼다. 가슴우리(흉곽)와 가슴 윗부분의 근육들도 가로막보다 효율은 훨씬 낮지만 흉강의 부피를 바꾼다.

우리가 자연스럽게 숨을 쉬면, 가로막이 내려가면서 흉강을 진공 상태로 만들어 허파로 공기를 빨아들인다. 가로막이 아래로 움직이면 복부에 있는 내장을 밀어내기 때문에 자연 호흡을 할 때 숨을 들이쉬면 배가 부풀고, 내쉬면 들어간다. 갈비뼈와 배꼽 사이 복부에 쌀이나 콩을 담은 주머니 같은 작고 가벼운 것을 올려놓으면 가로막의 움직임을 더 잘 알아차릴 수 있다. 숨을 들이쉴 때, 여분의 무게를 들어 올리기 위해 가로막이 하는 일을 알아차려 보자. 숨을 내쉴 때는 여분의 무게 아래에서 배가 서서히 내려가도록 놓아두자. 인위적으로 호흡을 하거나 제어하지 않고, 그저 자연 호흡을 잘 알아차리기만 하면 평온한 이완 상태를 경험할 수 있다.

가로막 호흡

호흡할 때 가로막(횡격막)을 의식적으로 사용하는 요가 수련법을 가로막 호흡이라고 한다. 아래에 소개하는 연습은 호흡을 개선하는 형태의 가로막 호흡법으로서, 자연호흡을 방해하는 문제를 해결하는 데 도움이 된다.

포갠 담요 위에 등을 대고 누워서 연습을 시작한다. 짜임새가 단단한 담요(멕시코 담요가 적합하다) 세 장을 세로로 길게 접되, 폭은 어깨 너비보다 약간 좁게, 길이는 배꼽부터 정수리까지 길이보다 약간 길게 한다. 이 중 두 장을 가지런히 쌓는다. 세 번째 담요는 바닥에 쌓인 담요의 좁은 쪽 한 면에 교차하도록 포갠다. 포갠 담요 앞에 앉은 뒤, 뒤로 누워서 세 번째 담요를 베어 머리가 살짝 올라가게 한다. 이 자세에서는 다음과 같이 몸통을 세 부분으로 나눠서 호흡하는 연습을 쉽게 할 수 있다.

아래 – 아랫배 양손을 배꼽 바로 위의 배에 얹어 중지끼리 맞닿게 한다. 가로막을 이용해 숨을 들이쉬어, 배가 손바닥을 향해 올라오고, 맞닿은 손끝이 약간 벌어지게 한다. 또한 모든 방향으로 최대한 확장되도록 옆구리와 등 아랫부분까지 호흡을 채운다. 숨을 내쉴 때는 몸통 아랫부분을 수축해서 다시 손끝이 맞닿을 수 있게 한다. 몸통의 아랫부분으로 들이쉬고 내쉬는 호흡을 대여섯 번 연습한다.

가운데 – 가슴우리 가슴우리(흉곽) 양옆을 손으로 감싸 갈비뼈를 누르며 약간의 압력을 가한다. 숨을 들이쉬면 아랫배가 올라가는데, 여기에 더해 의식적으로 가슴우리를 양옆으로 확장하여 호흡이 더 들어갈 공간을 만든다. 갈비뼈가 양손을 향해 팽창하면서 사이사이가 조금씩 벌어지는 것을 알아차린다. 대여섯 번 호흡하는 동안 이 호흡 연습을 계속한다.

위 – 가슴 윗부분 가슴 윗부분에 양손을 얹고, 양쪽 검지는 빗장뼈(쇄골) 위에 얹는다. 숨을 들이쉴 때 가슴 윗부분을 호흡으로 가득 채워 양손까지 호흡이 가게 하며, 손으로 올라오는 팽창을 느낀다. 상당한 노력이 들지만 이 부분에서 일어나는 움직임은 다른 곳에 비해 가장 미미하다는 것을 알 수 있다.

요가 완전 호흡

다음에 배울 요가 호흡법은 '요가 완전 호흡'이다. 이 방법 역시 최대한의 호흡을 담을 수 있도록 세 부분으로 나눈 몸통 전체를 사용하지만, 가로막 호흡과는 크게 두 가지가 다르다. 1) 요가 완전 호흡에서는 숨을 들이쉴 때 아랫배 근육을 탄탄하게 해서, 호흡과 함께 배가 나오는 대신 몸통이 옆으로 확장되게 한다. 2) 숨을 내쉴 때, 확장된 갈비뼈는 그대로 유지한다(숨을 들이쉬고 있는 것처럼).

누운 자세로 요가 완전 호흡을 연습하려면, 한 번의 호흡에서 위에 설명한 3단계의 가로막 호흡을 반복하여 실행한다. 숨을 들이쉴 때는 배가 올라오지 않도록 아랫배를 단단하게 한다. 숨을 내쉴 때는 가슴의 확장을 최대한 유지하고, 위에서부터 아래로 공기를 비운다. 호흡을 부드럽고 안정되게 유지하고, 들숨과 날숨의 길이를 맞추도록 노력한다. 방법을 익혔다면 몸통에 얹은 손을 내려도 좋다. 누운 자세에서 이 호흡법을 자유로이 할 수 있다면, 앉은 자세에서 시도해도 좋다. 이 수련을 할 때는 숨을 들이쉬며 몸통의 세 부분 전체로 호흡을 보내는 동안 골반은 무겁게 유지한다. 숨을 내쉴 때는 갈비뼈가 확장되어 올라간 상태로 유지한다.

다른 호흡법

먼 옛날부터 요가 수행자들은 의식의 상태를 변화시키는 호흡의 힘을 이해했고, 바람직한 상태에 이르기 위해 여러 가지 호흡법을 개발했다. 이러한 호흡법을 프라나야마(pranayama)라고 한다.

이러한 호흡법의 용도와 해석을 주요한 요가 유파들의 관점에서 살펴보는 것은 흥미로운 일이다. 일부 고전 요가 수행자들은 프라나야마를 산스크리트 용어인 '프라나(prana)' 즉 생명 에너지(호흡)와, 통제 또는 제한이라는 의미의 '야마(yama)'가 합쳐진 말로 해석한다. 고전 요가의 관점에서는 이 해석이 타당하다. 왜냐하면 이 관점은 몸이 순수의식보다 열등하며, 우리가 참된 본성을 깨닫기 위해서는 몸을 다스리거나 복종시켜야 할 것으로 보기 때문이다. 다른 해석에서는 몸과 호흡을 신성의 발현으로 본다. 따라서 프라나야마는 '프라나'와 '아야마(ayama)'로 해석되는데, 아야마는 통제하지 않는다는 뜻이다. 이 관점에서는 호흡법이 호흡에 능숙하게 참여하는 방법, 또는 신성한 여신 샥티와 함께 춤을 추는 방법으로 여겨진다.

요가 수행자가 도달하고자 하는 상태에 따라 다양한 호흡법이 개발되었다. 아래는 가장 일반적인 두 가지 프라나야마에 대한 설명이다.

웃자이 호흡 '승리하여 일어남'을 의미하는 '웃자이(ujjayi)'는 가장 흔한 요가 호흡 기법이다. 아마 거의 모든 요가 수업에서 웃자이 호흡 하는 소리를 들을 수 있을 것이다. 이 소리는 의도적으로 목구멍 뒤에서 소리를 만들어 내기 위해 후두 덮개를 조여서 만들어 낸다. 이 소리는 숨을 쉴 때 목구멍 뒤쪽에서 '하아아' 하고 속삭이듯 나는 소리와 비슷하다. 이는 요가 수행자가 자기 호흡의 흐름을 직접 관찰하며 확인할 수 있는 정보가 된다. 호흡의 질은 마음 상태와 직접 관련되어 있으므로 호흡에 주의를 기울이면 내면의 상태를 알 수 있다.

웃자이 호흡을 연습하려면 숨을 깊게 들이쉰 뒤 깊게 내쉬어서, 호흡을 받아들일 수 있는 상태를 만든다. 목구멍 뒤쪽 근육을 살짝 조여서 속삭이는 소리를 내며, 코로 숨을 들이쉰다. 같은 소리를 내며 코로 숨을 내쉰다. 모든 들숨—날숨 주기의 시작부터 끝까지 고르고 부드러운 호흡을 유지한다. 일반적으로 호흡 주기의 초반에는 들숨과 날숨이 빠르다가, 끝에는 호흡이 점점 가늘어진다. 웃자이 호흡을 하는 동안, 호흡의 흐름은 시작부터 끝날 때까지 고르게 유지한다. 이렇게 하려면 숨을 들이쉬거나 내쉴 때마다 후반부의 호흡을 더 강하게 해서 균형을 맞출 필요가 있다. 숨을 들이쉴 때는 요가 완전 호흡에서처럼 척추와 몸통을 들어 올리며, 맨 아래에서부터 맨 위까지 호흡으로 가득 채우고, 숨을 내쉴 때도 들어 올린 자세를 유지한다. 들숨과 날숨의 길이를 고르게 맞추면서 부드럽고 안정적으로 호흡한다. 이 호흡법은 신경계를 진정시키며, 마음을 차분하고 평온하게 해 준다.

교호 호흡 이 요가 호흡법은 '나디 쇼다나(nadi shodhana)'라고 한다. 앞에서 설명했듯이 '나디'라는 단어는 '에너지 통로'를 의미하며, '쇼다나'는 '정화'를 의미한다. 나디 쇼다나는 나디를 정화하기 위한 것이다. 우리 몸에서 프라나가 지나는 세 개의 주요 통로를 기억할 것이다. 하나는 중앙에 있고(수슘나), 하나는 오른쪽에 있으며(핑갈라), 나머지 하나는 왼쪽에 있다(이다). 대개 오른쪽 통로와 왼쪽 통로의 에너지 흐름에는 차이가 있으며, 하루 종일 우세한 쪽이 번갈아 바뀐다. 숨을 쉴 때 왼쪽 콧구멍과 오른쪽 콧구멍의 차이를 관찰해 보면 그렇다는 것을 알아차릴 수 있다. 한동안 한쪽이 우세하다가, 패턴이 반대로 바뀔 것이다. 나디 쇼다나의 교호 호흡은 이다와 핑갈라 사이의 흐름을 정화하며 균형 잡히게 한다.

교호 호흡은 한 번에 한쪽 콧구멍을 통해 호흡을 조절하는 기법이 필요하다. 이 기법을 경험하기 위해 오른손을 내밀되 손바닥이 위를 향하게 한다. 검지와 중지를 접어, 엄지 두덩에 닿게 한다. 엄지는 펴서 자유롭게 둔다(사진 1.1a). 엄지는 오른쪽 콧구멍을 닫는 데 이용하고, 나머지 두 손가락은 왼쪽 콧구멍을 닫는 데 이용할 것이다. 나디 쇼다나의 방법은 다음과 같다.

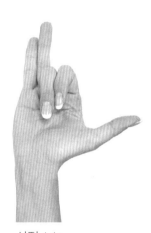

1 오른손을 방금 설명한 모양으로 만든다. 숨을 깊게 들이쉬며 시작한다.

사진 1.1a

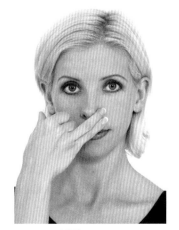

2 약지로 왼쪽 콧구멍을 막고, 오른쪽 콧구멍으로 숨을 완전히 내쉰다(사진 1.1b).

사진 1.1b

3   오른쪽 콧구멍을 통해 숨을 충분히 들이쉬고, 엄지로 오른쪽 콧구멍도 막고, 잠시 멈춘다(사진 1.1c).

4   왼쪽 콧구멍을 열어 왼쪽으로 완전히 내쉬고, 잠시 멈춘다(사진 1.1d).

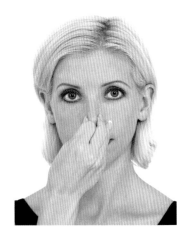

사진 1.1c

5   왼쪽 콧구멍을 통해 숨을 충분히 들이쉬고, 왼쪽 콧구멍도 막고, 잠시 멈춘다. 오른쪽 콧구멍을 열고 오른쪽으로 완전히 내쉰다.

6   이삼 분간 이 패턴을 반복한 다음, 오른쪽 콧구멍으로 숨을 들이쉬고, 양쪽 콧구멍으로 내쉬며 마무리한다. 자연 호흡으로 돌아온다.

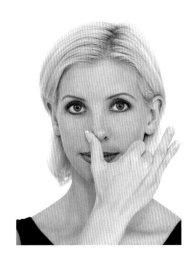

사진 1.1d

무엇을 입을까

하타 요가를 수련할 때는 편안하고 기능적인 옷을 입어야 한다. 옷은 움직임을 제한하지 않아야 하며, 수련하는 장소의 온도에 적합해야 한다. 요가를 수련할 때는 반드시 양말과 신발을 벗어야, 발이 요가 매트에 밀착되고 발과 발가락을 펼칠 수 있다(요가 매트에 관해서는 다음에 나오는 '어떻게 도구를 이용할까'를 참고).

정렬 원칙을 강조하는 단체 요가 수업에서는 정렬 상태가 선생님에게 잘 보이는 옷을 입는 것이 좋다. 예를 들어, 길고 헐렁한 바지를 입으면, 다리 근육을 제대로 쓰는지, 무릎이 바르게 정렬되었는지를 선생님이 확인할 수 없다. 그리고 등에 있는 어깨뼈(견갑골)를 제대로 정렬하는 방법을 배우려면 이 부위가 보여야 한다. 이런 수업에 참여하는 여성들에게는 레깅스와 몸에 딱 붙는 윗옷이, 남성들에게는 반바지와 민소매 티셔츠가 권장된다. 정렬을 강조하지 않는 수업에서는 최신 요가복을 마음껏 즐길 수 있다. 회복 요가와 부드러운 요가 수업에서는 편하면 편한 옷일수록 좋다. 일반적으로 요가복은 수련에 도움이 되고, 편안하며, 입었을 때 기분이 좋아야 한다.

어떻게 도구를 이용할까

요가 수련을 시작하는 데 필요한 가장 중요한 장비는 좋은 요가 매트다. 요가 매트는 다양한 자세를 오가며 움직일 때 흔들리지 않도록 미끄러지지 않는 표면을 제공한다. 다양한 종류의 요가 매트가 있는데, 수련에 도움이 되는 좋은 품질의 매트를 선택하는 것이 가장 좋다. 가장 얇은 매트(약 0.3센티미터 두께)는 고무 처리가 되어 있고, 색상이 다양하며, 잘 미끄러지지 않는다. 그렇지만 이런 매트는 바닥에서 동작을 할 때, 뼈가 튀어나온 부분에 충분한 쿠션 역할을 하지 못한다. 가장 두꺼운 매트는 트랜스포머(transformer) 매트라고 부른다. 이런 매트는 꽤 무겁고 비싸지만 훌륭한 쿠션과 미끄럼 방지 기능을 제공한다. 어떤 종류가 나와 가장 잘 맞는지 결정할 때까지는 한동안 요가 스튜디오에서 제공하는 매트를 사용하는 것도 좋은 방법이다.

이밖에도 수련을 돕는 다양한 도구가 있다. 초보 수련자에게는 요가 담요가 필수품이다. 대부분의 요가 스튜디오는 담요를 제공하므로 직접 구입하지 않아도 된다. 가장 좋은 담요는 촘촘하게 짠 멕시코 담요 종류다. 이런 담요는 가장자리가 빳빳하고 깔끔하게 접히며, 가장 단단하게 몸을 받쳐 준다. 인조 섬유 직물이나 느슨하게 짠 담요, 수건 등은 몸을 단단하게 받쳐 주지 못한다.

요가 블럭, 벨트, 볼스터(bolster), 모래주머니, 눈 베개(eye pillow)도 선생님의 지시나 아사나 설명에 따라 필요한 경우에 유용한 도구다. 대부분의 요가 스튜디오에서는 매트를 제외한 모든 도구를 무료로 제공한다. 매트는 일반적으로 수업마다 적은 비용으로 대여할 수 있다. 눈 베개는 보통 별도로 구입한다.

엉덩이 아래에 담요를 깔면, 바닥에 앉을 때 추가로 쿠션이 생기고 엉덩이의 위치가 올라가서, 허리가 앞으로 굽는 것이 방지된다. 벨트를 이용하면, 다리를 뻗은 자세에서 발가락으로 향할 때 팔을 대신해 여분의 길이가 생기고, 또한 앉은 자세 및 파트너와 함께 하는 동작에 도움이 된다. 블럭 없이 바닥을 짚을 수 있을 때까지는 옆이나 앞으로 구부리는 자세에서 요가 블럭을 이용해 손바닥을 짚는다. 블럭은 몇몇 자세에서 다리의 힘을 제대로 쓰는 법을 배울 때, 넓적다리 사이에 끼워 넣고 조이는 용도로 활용할 수도 있다. 모래주머니는 바닥에서 동작을 할 때 여러분의 무게로 몸을 눌러 준다. 몸에 올려 두면 안정되고 차분한 압력을 주기 때문에 이완에 도움이 된다. 눈 베개는 회복 자세와 마지막 이완 자세를 더 평온하게 해 준다. 눈 베개는 눈꺼풀에 가볍고 고른 압력을 준다.

어디서 수련할까

요가 수련의 큰 장점은 어디서나 간편하게 할 수 있다는 것이다. 단체 수업 외에도 언제 어디서나 요가 수련을 할 수 있다. 집을 떠나 있다면, 공항에서 대기하는 동안(머리서기 자세를 하면 사람들이 말을 걸어온다), 호텔 방에서(가구는 치우고), 아니면 회사의 빈 회의실에서 본인의 수련 수준에 따라 수련을 할 수 있다.

집에 수련을 위한 특별한 공간을 마련할 수도 있다. 원목 마루나 부드러운 타일이 깔린 방이 가장 좋다. 잘 미끄러지지 않는 좋은 요가 매트를 사용한다면, 털이 짧은 카펫 바닥도 요가 수련하기에 좋다. 요가 매트는 이제 요가 스튜디오부터 슈퍼마켓에 이르기까지 다양한 곳에서 구매할 수 있다.

언제 수련할까

수련하기로 결심했다면 규칙적으로 꾸준히 수련하는 것이 가장 중요하다. 요가는 수련하는 만큼 발전할 수 있다. 몸에게 회복할 시간을 주기 위해 일주일에 하루 이틀은 수련을 쉬는 것이 좋다. 생리 중이거나 아플 때도 이틀이나 사흘 정도 쉬는 편이 좋다. 일반적으로는, 매일 같은 시간에 수련하지는 못하더라도, 날마다 일정한 시간만큼 수련하는 것이 가장 좋다. 자신의 일정을 고려하여, 다른 일로 방해받지 않을 만한 시간을 선택한다. 매일 요가 수련에 어느 정도 시간을 들일 수 있는지 계산해 보자. 하루에 15~20분 정도만 수련해도 힘과 유연성이 향상되는 것이 느껴질 것이다. 실력이 향상됨에 따라, 정규 수업시간(보통 90분)에 대비해 수련 시간을 늘릴 수 있다.

아침에 수련을 하면, 마음은 예리하지만 몸은 조금 둔하다는 것을 알 수 있다. 늦은 오후나 이른 저녁에는 대개 몸이 유연하지만 마음이 피곤하고 집중력이 부족할 수도 있다. 몸과 마음은 보통 늦은 아침과 이른 오후에 절정에 이르므로 이 시간대가 정식 아사나 수련을 위한 최적의 시간이다. 대부분의 도시와 마을에는 여러 요가 스튜디오와 수업 시간이 있으니 자신에게 맞는 시간을 찾을 수 있을 것이다.

열이 있을 때는 요가를 수련하지 않아야 한다. 요가를 하면 체온이 높아지고, 신체 회복에 필요한 에너지를 소모하게 되기 때문이다. 마찬가지로 감기나 독감에 걸려 힘이 없으면, 회복 자세 외에는 수련하지 않아야 한다. 여성들은 생리 중에 머리서기나 어깨서기 같은 '거꾸로 서는 자세(역자세)' 수련을 피해야 한다. 이 기간에 거꾸로 서는 자세를 취하면 아래로 향하는 생리의 건강한 흐름에 방해가 되기 때문이다. 이 경우 여성들은 도구를 이용한 다운독 자세나 벽에 다리 올리기로 거꾸로 서는 자세를 대신할 수 있다.

몸이 아프거나 부상을 당했을 때는 반드시 의사와 요가 지도자의 조언을 구한다. 요가 치유 기법을 잘 아는 지도자는 부상 회복에 큰 도움을 줄 수 있다. 그러나 치유 요가를 정식으로 훈련받은 선생님인지 확인해야 한다. 치유 요가로 인정받는 하타 요가는 아헹가 요가다.

단체 요가 수업에 참석할 여건이 된다면, 수련의 발전을 위해 매주 두 번 이상 참석하는 것이 좋다. 이 책은 첫 수업을 잘 준비할 수 있도록 훌륭한 훈련을 제공하며, 단체 수업을 통해 발전하면서 집에서 더 깊이 수련하고자 하는 독자들에게도 탁월한 참고서가 될 것이다.

무엇을, 언제 먹을까

요가 수련 전 음식 섭취에 대한 일반적 지침이 몇 가지 있는데, 예를 들어 강도 높은 수련을 할 때는 3~4시간 전에 식사를 마치는 것이다. 식사 후에는 소화 기관의 근육이 혈액을 얻기 위해 다른 신체 근육들과 경쟁하기 때문에, 요가 수련 전에 소화 과정을 마치는 것이 가장 좋다. 혈당이 낮거나, 요가 수업 사이의 시간이 식사하기에 짧다면 수업 30~60분 전에 과일이나 에너지바, 요거트로 당분을 보충하면 좋다. 단백질 스무디 역시 액체라서 쉽게 소화할 수 있으므로 시간이 없을 때 간편히 섭취할 수 있는 훌륭한 끼니가 된다.

어떤 하타 요가 유파들은 채식을 중요하게 여기지만, 다른 유파들은 거의 언급하지 않는다. 우리가 먹는 음식의 도덕성에 대한 의견 차이는 요가 커뮤니티 안팎에서 과열된 대립을 초래할 수 있다. 우리 대부분에게 음식을 먹는 방식은 대단히 개인적인 문제다. 이 방식은 많은 사람들에게는 '지구상의 다른 생명체를 어떻게 대하는가'에 관한 문제이기도 하다.

육류를 포함하는 식단에 반대하는 주장은 대개 파탄잘리의 《요가 수트라》에 나오는 '아힘사(ahimsa)' 개념에 바탕을 둔다. 이 원칙에 관해서는 많은 수준의 해석이 있다. 어떤 사람들은 아힘사를 비폭력으로 정의하고, 자기 자신을 포함하여 어떤 형태의 생명체에게서든 생명을 빼앗는 것은 폭력적 행동이라는 입장을 취한다. 어떤 요가 수행자들은 심지어 곤충의 생명을 빼앗지 않기 위해 마스크를 쓰고 자기 앞의 바닥을 쓸기까지 한다.

다른 사람들은 아힘사를 다치지 않게 하는 것으로 해석하며, 세상에는 본래 폭력 행위가 내재하는 것으로 본다. 예를 들어, 아기의 탯줄을 끊거나, 타인의 공격으로부터 자신이나 사랑하는 사람을 지키기 위해 폭력을 써야 할 때가 있는 것처럼……. 그래서 세상에 사는 동안 폭력을 피하기는 어렵지만, 폭력이 남기는 상처는 잘 다스릴 수 있다. 이런 사상 유파에게는 행위 자체가 아니라, 행위 뒤에 있는 의도가 중요하다. 행위를 평가하는 주요 척도는 슈리(shri), 즉 생명을 소중히 여기는지 여부다. 예를 들어, 화학 요법은 몸에게는 몹시 폭력적인 행동이지만, 그 의도는 환자의 생명을 구하는 것이다.

다른 사람들은 주로 건강과 행복을 중심에 두면서 먹는 음식을 선택한다. 어떤 유형의 식단은 다른 식단보다 건강에 좋고 삶의 질에 직접 영향을 미친다. 식단에 대해 상세한 조언을 하는 것은 이 책의 범위를 벗어난다. 요가를 수련하는 사람들 대부분은 몸이 어떻게 느끼는지, 식단이 몸에 어떤 영향을 미치는지를 더 잘 알아차리게 된다. 우리가 몸이라는 선물을 더욱더 민감하고 섬세하게 알아차리면, 자연스럽게 우리 자신에게 가장 좋은 쪽으로 선택을 하게 될 것이다.

명상 배우기

명상은 모든 내적인 작업의 기초를 이룬다. 명상은 우리 자신의 자각과 직접 있는 그대로 만나는 것이며, 그럴 때 자기 자신이 누구라는 우리의 이해가 전환되고, 우리는 자기 자신의 중심에 견고하게 설 힘을 얻게 된다. 다른 어느 누구도 우리를 위해 이렇게 할 수 없다. 오직 명상만이 이 문들을 열 수 있다.

스와미 두르가난다(샐리 켐튼), 《The Heart of Meditation》

명상은 내면 여행의 중요한 부분이다. 명상은 우리의 내적 본질인 신성(神性)의 경험으로 들어가는 관문이다. 수많은 위대한 요가 수행자들이 명상을 통해 참된 자기 자신과 하나 되는 길을 걸었다. 강하고 유연한 몸은 앉아서 하는 명상의 경험을 크게 향상시킨다. 서양인 중에는 아는 사람이 많지 않지만, 하타 요가의 자세들은 원래 앉아서 하는 명상을 위해 몸을 준비시키는 용도로 만들어졌다.

파탄잘리의 《요가 수트라》에서는 명상, 즉 디야나(dhyana)를 깨달음으로 가는 여덟 단계의 길 중에서 일곱 번째라고 말한다. 수행자가 여섯 번째 단계인 집중, 즉 다라나(dharana)에 통달하면, 명상으로 넘어갈 수 있다. 그러나 거의 모든 사람은 집중력이 충분히 강해지지 않은 상태에서 명상 수행을 시작하므로 마음이 방황을 하더라도 실망할 필요는 없다. 그러는 것이 정상이기 때문이다.

사전에서는 명상을 종교적인 혹은 영적인 묵상으로 정의한다. 명상을 뜻하는 명상(meditation)의 라틴어 어원인 'meditari'는 '무엇에 대해 생각하거나 숙고하는 것'을 의미한다. 만일 당면한 주제에 또렷하게 집중한다면 어떤 형태의 사색도 명상이 될 수 있다. 예를 들어, 이 삶에서 어떻게 살고 싶은지, 어떤 사람이 되고 싶은지를 숙고하며 보내는 시간은 명상의 훌륭한 본보기다. 어떻게 행동해야 할지 몰라 혼란스러울 때에도, 명상은 올바른 선택에 대한 깊은 지혜가 있는 가슴에 우리를 연결해 줄 수 있다. 명상을 하면 할수록, 우리 안의 길잡이를 신뢰하는 법을 더욱더 배우게 될 것이다.

하타 요가를 수련한다고 해서 꼭 명상을 해야 하는 것은 아니다. 명상을 원한다면 요가를 수련해야 하는 것도 아니다. 하지만 두 가지 수행법을 결합하면 두 가지 모두의 경험을 향상시킬 수 있다.

명상하는 방법

요가에 다양한 스타일이 있는 것처럼 명상하는 방법도 다양하다. 자신에게 가장 잘 맞는 명상법을 정하기 위한 가장 좋은 방법은 그저 여러 가지 방식의 명상을 해 보고 어떤 방식이 가장 마음에 드는지를 보는 것이다.

명상의 첫 번째 단계는 눈을 뜨거나 감은 채로 특정한 대상이나 감각에 또렷하게 집중하는 것이다. 어떤 단어나 구절을 반복할 수도 있고, 어떤 장소나 대상, 신을 마음에 떠올릴 수도 있으며, 단순히 자신의 호흡을 바라보면서 천천히 들어오고 나가는 것을 지켜볼 수도 있다.

이 장의 '요가의 길' 부분에서 설명한 대로, 소리 명상은 대개 깊은 자각(awareness) 상태로 들어가게 하는 만트라의 사용을 포함한다. 만트라는 심령적인 힘으로 채워진 성스러운 말이나 소리인데, 주로 어떤 신이나 신성의 어떤 측면을 기리는 단어나 구절로 아루어진다. 요가 수행자들은 깊은 명상 상태에 도달하고 특정한 의식 상태를 불러오기 위해 만트라를 사용하며, 신성의 어떤 측면을 표현하는 만트라가 자기 자신의 의식에서도 그런 측면을 일깨우도록 도울 것이라고 믿는다. 인생의 장애물을 극복할 수 있게 하는 우리 성격의 일부를 일깨우는 데에도 만트라가 쓰인다. 가장 잘 알려진 중요한 만트라는 '옴(OM)'이라는 소리다. 자리에 앉아서 명상을 하는 동안, 자신이 선택한 만트라를 조용히 반복하면 강력한 힘이 발휘될 수 있다.

'옴'은 베다 영창에서 가장 중요한 소리로 여겨졌다. 사진 1.2에 있는 옴의 상징은 인간 의식의 모든 상태를 나타내며, 다음과 같이 해석된다. 맨 아래 곡선은 꿈꾸는 상태를 나타내고, 그 위 곡선은 깨어 있는 상태를, 가운데 곡선 즉 오른쪽의 소용돌이 모양은 꿈도 꾸지 않는 깊은 잠을 나타낸다. 초승달 모양(오른쪽 위)은 마야(maya), 즉 환영(幻影)의 베일을, 맨 위의 점은 초월적인 상태를 나타낸다.

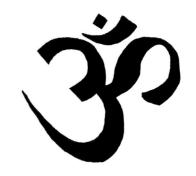

사진 1.2 옴(OM)의 상징

어떤 사람들에게는 시각화 명상이 더 효과적일 수 있다. 좋아하는 신이나 여신, 꽃이나 아름다운 해안 같이 평화로운 자연 경관을 마음에 그려 시각화할 수 있다. 자신이 선택한 이미지가 깊은 만족감을 줄 것이다.

또 하나의 대중적인 명상 기법은 단순히 호흡에 집중하는 것이다. 호흡을 조절하거나 바꾸려고 하지는 않는다. 다만 가슴이 어떻게 들리고 복부가 어떻게 팽창되는지, 콧구멍을 통해 이동하는 공기가 어떻게 느껴지는지 등 호흡의 모든 면에만 주의를 집중한다. 아무런 판단도 하지 않고, 호흡이 좋은지 나쁜지에도 개의치 않으며, 그저 알아차릴 뿐이다. 호흡은 몸에 생기를 불어넣는 신성한 에너지의 발현이다. 이 명상은 우리가 그 신성에 의해 호흡되고 있음을 알아차리는 데 도움이 된다.

가슴 명상은 가슴의 에너지 센터에, 그리고 거기에서 일어나는 느낌과 감각에 집중한다. 가슴에 집중하면 우리의 가장 깊은 자각으로, 가장 심오한 사랑과 기쁨의 느낌으로 깊이 들어간다. 이런 감정과 연결되기 위해 가슴 센터로 직접 들어가는 호흡을 시각화할 수 있다.

명상하는 장소

하루에 어느 정도 시간은 자기만의 방에 있어야 한다. 그곳에서 당신은 그날 아침 신문에 어떤 소식이 실렸는지를 모르고, 친구들이 누구인지도 모르고, 당신이 누구에게 무엇을 빚졌는지, 누가 당신에게 무엇을 빚졌는지도 모른다. 이곳은 참된 자기 자신 그리고 참된 자신일 수 있는 것을 단순히 경험하며 탄생시킬 수 있는 곳이다. 이곳은 창조적인 부화의 장소이다.

조셉 캠벨, 《신화의 힘》

명상을 위한 장소 선택은 중요하다. 이는 우리가 명상이라는 의식(儀式)과 자기 자신을 존중하는 방법이다. 자신에게 의미 있는 것들을 귀히 여기는 태도로 명상 수행에 도움이 되는 성스러운 장소를 골라야 한다. 빛과 맑은 공기로 가득한 공간을 고를 수도 있고, 아늑하고 따뜻한 공간을 고를 수도 있다. 가장 중요한 점은 그 공간이 우리 안에 있는 성스러운 장소로 우리를 데려가 주도록 돕는지 여부다.

매일 같은 장소에서 같은 시간에 명상을 반복하면 더 좋은 효과를 볼 수 있다. 한곳에서 꾸준히 명상을 하면 그 공간에 에너지가 쌓여서 강력하고 평온한 진동이 자리를 잡게 된다. 가장 좋은 공간은 다른 용도로는 쓰이지 않는 방이다(하타 요가 수련은 같은 공간에서 해도 괜찮을 것이다). 명상만을 위해 방 전체를 비울 수 없다면, 주의가 산만해지지 않을 만한 방의 한쪽 구석을 선택한다.

명상하는 공간에 제단을 마련하면 아주 좋다. 제단은 의식(儀式)을 올리는 분위기를 자아내므로 명상 공간을 좋은 분위기로 변화시킬 수 있다. 그리고 의식(儀式)은 우리에게 중요한 것이 무엇인지 일깨우는 역할을 하기 때문에, 우리를 우리의 가슴속으로 곧바로 데려갈 수 있다. 자신에게 중요한 것이라면 무엇으로든 제단을 꾸밀 수 있다. 정해진 원칙이 없으니 창의적으로 만들 수 있다. 양초, 향, 스승이나 존경하는 분들의 사진, 신이나 위대한 존재들을 그린 그림도 제단에 사용하면 좋은 물품이다. 이런 물품들은 더 잘 느낄 수 있게 해 주며 순수한 에너지가 자리 잡게 해 줄 것이다. 꽃은 좋아하는 신에게 바치는 봉헌물일 수도 있고, 단순히 우리의 가슴이 열리도록 초대하는 역할을 할 수도 있다.

명상하는 시간

명상하기에 가장 좋은 시간은 해 뜨기 직전과 해 질 녘이다. 이 시간에 자연은 천천히 움직이고, 새들은 조용하며, 동물들도 바삐 활동하지 않는다. 우리는 자연계와 연결되어 있기 때문에 우리의 몸과 마음도 이 시간에는 고요해지지만, 정신은 맑게 깨어 있을 수 있다. 할 수 있는 한 자주, 매일 같은 시간에 명상을 하라. 꾸준히 실천하면 명상이 더욱 강력해지고 유익해진다.

명상 수행은 아사나 수련을 훌륭하게 보완해 줄 수 있다. 5~10분간의 명상으로 아사나 수련을 시작하거나 끝내면 두 가지 수련 모두의 이로움을 얻을 수 있다는 것을 알게 될 것이다. 어떤 식으로 하든지 간에 규칙적으로 명상을 하는 것이 좋다. 매일 5~10분만 명상을 해도 마음의 상태와 명료함에 긍정적인 결과가 보일 것이다.

명상을 위한 자세

명상을 위한 전통적인 자세는 다리를 접고 바닥에 앉는 자세다. 앉는 자세는 명상하는 사람이 긴 시간 동안 비교적 편안하게 앉아 있기 위해 선택한다. 긴 시간(20분에서 90분간) 앉아 있을 수

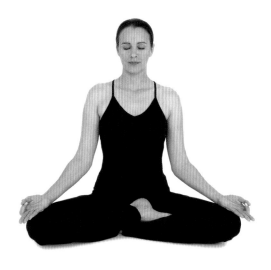

있게 하는 일반적인 명상 아사나는 198쪽에 나오는 현인자세(싯다아사나)이다. 이런 자세로 앉을 수 없다면, 의자에 바른 자세로 앉아서 명상을 할 수도 있다.

바른 자세로 앉아서 명상을 하면 더 즐겁고 유익한 경험을 하게 될 것이다. 앉아서 하는 명상을 수련하려면 9장에 있는 사진과 설명을 참고하라.

앞에서 설명한 방법 중 하나로 수련하거나 자신이 선택한 방법으로 명상을 시작할 수 있다. 시계를 보느라 방해받는 것을 피하기 위해 설정한 시간이 지나면 알려 주는 타이머를 이용하면 좋다.

무드라

무드라(mudra)는 손동작이며 손으로 하는 아사나다. 역사를 통틀어, 손동작은 모든 문명과 종교에서 사용되어 왔다. 5,000년 전 고대 이집트의 여성과 남성 사제들은 기도 의식을 행하기 위해 손동작을 사용했다. 원주민들과 로마인, 터키인, 페르시아인, 아프리카인, 중국인, 히혼인, 마야인, 아메리카 원주민 등을 포함한 많은 문화권의 사람들이 손동작을 사용했다. 기독교인들은 예수의 초상화에서 특정한 손동작을 알아보겠지만, 이런 무드라의 의미를 아는 사람은 거의 없다. 가장 일반적으로 알려진 무드라는 요가 수행자들에게 '안잘리 무드라(anjali mudra)'로 알려진 '기도' 무드라다. 안잘리는 '봉헌물'을 의미하며, 이 무드라는 은혜나 감사의 마음으로 자신에게 주는 봉헌물을 나타낼 수 있다. 인도에서는 요가 수행에서 무드라가 매우 중요한 위치를 차지하게 되었다.

단어 무드라는 '봉인'을 의미하는데, 뜨거운 밀랍을 찍어 봉인한 편지처럼 무드라가 미묘한 몸에 어떤 인상을 남기기 때문이다. 그 인상은 에너지 몸에서 만들어지며, 따라서 그 몸 안에서 생명 에너지의 흐름을 제어하는 데 사용된다. 이 생명 에너지, 즉 프라나는 손끝에서 방출된다. 손가락마다 다른 진동 에너지가 전도되며, 이런 손가락 자세는 다양한 조합으로 에너지를 화합시킬 수 있다. 각 조합은 몸과 마음의 에너지 회로를 완성시켜, 진정 효과를 일으키며 이로 인해 다양한 차크라가 활성화된다. 다양한 종류의 정신 집중을 돕는 여러 조합의 손가락 자세가 있다. 무드라는 차크라에 영향을 주기 때문에 다양한 질병을 치유하는 데 도움이 될 수 있다. 쿤달리니 요가와 몇몇 요가 스타일에서는 이 목적을 위해 무드라를 사용한다.

다음은 가장 일반적으로 알려진 요가 무드라 중 몇 가지다.

아디 무드라(adi mudra) 아디(adi)는 '첫 번째'를 의미하며, 아디 무드라는 아기가 엄지를 안에 넣어 주먹을 쥐는 첫 번째 손 모양이다. 아디 무드라는 빗장뼈(쇄골, 가슴 상부) 호흡을 조절하는 데 쓰인다. 이 무드라는 정수리 차크라와 가장 밀접하게 연관된 기관인 뇌의 가장 깊은 오목한 공간(뇌실)들을 자극한다.

아바야 무드라(abhaya mudra) 이 '두려움 없는 손짓'은 사람들의 두려움을 없애 준다. 아메리카 원주민과 힌두교인, 불교인, 르네상스 시대의 기독교 화가들은 이 무드라를 공유하며 같은 뜻으로 이해한다. 오른손을 들어 손가락이 위로 향하게 손바닥을 열면, 평화롭고 자비로운 의도를 보여 준다. 이 무드라는 아나하타(anahata, 가슴) 차크라와 관련이 있다.

아그니 무드라(agni mudra) 아그니(agni)는 요가에서 흔히 소화 작용과 관련된 '불'을 의미한다. 아그니 무드라에서는 엄지로 중지 끝을 대고, 검지와 약지, 새끼손가락은 손바닥에서 멀어지도록 곧게 편다. 아그니 무드라는 소화 기능과 사고력을 향상시키며, 마니푸라(manipura, 복부) 차크라에 좋은 영향을 준다.

아판 무드라(apan mudra) 검지와 새끼손가락의 모양이 사슴뿔을 닮아서 '사슴 무드라'로도 알려져 있다. 아파나(apana)는 프라나가 아래로 흘러 몸 밖으로 나가면서 정화하는 작용을 가리킨다. 이 무드라에서는 엄지 끝이 중지와 약지 끝에 닿고, 검지와 새끼손가락은 사슴의 뿔처럼 위로 향한다. 이 무드라는 느긋하고 고요한 마음의 상태를 증진한다.

갸나 무드라(gyana mudra) 이 무드라는 엄지와 검지의 끝을 맞대서 완성한다. 중지와 약지, 새끼손가락은 손바닥에서 멀어지도록 곧게 편다. 마음을 평온하고 맑게 해 주기 때문에 이 무드라는 명상에서 가장 많이 쓰인다.

디야나 무드라(dhyana mudra) 디야나(dhyana)는 '명상'을 의미한다. 손바닥이 하늘을 향하게 펴서 왼손 위에 오른손을 포개 무릎 위에 얹고, 양쪽 엄지 끝끼리 맞닿게 한다. 이런 무드라는 9장에 나오는 아사나와 함께 활용한다.

이 책의 아사나 활용하기

이 책의 나머지 부분에서는 다양한 요가 동작, 즉 아사나를 행하는 방법을 단계별로 자세히 안내한다. 각 장에는 후굴, 전굴, 균형 자세 등과 같이 자세의 유형에 따라 분류된 같은 종류의 아사나들이 포함되어 있다. 각 자세의 이름은 우리말과 산스크리트 어(이 언어로 된 이름이 있는 경우)로 표기하였으며, 대부분의 자세에는 원래 자세 다음에 하면 자극이 완화되는 대응자세,[2] 그리고 시선을 모으는 지점으로 활용할 수 있는 드리쉬티가 포함되어 있다. 신체적, 정신적 효능과 해당 자세를 피해야 하는 경우도 나열되어 있어, 각 자세의 효능과 필요한 변형 동작, 특정 동작에서 주의사항을 이해하도록 돕는다.

각각의 자세로 들어가고 나올 수 있도록 자세마다 일련의 사진과 단계별 설명이 실려 있다. 많은 자세에 쉬운 변형자세가 포함되어 있는데, 이런 자세들은 초보자를 위해 좋은 출발점이 될 수 있고, 신체적 제약이 있는 사람들에게도 선택권을 줄 수 있다. 마지막으로, 대부분의 아사나에는 수련이 진보함에 따라 좀 더 고난도인 변형자세가 포함되어 있다.

이 책은 독자가 초급이든 중급이나 고급 수련자든 상관없이 요가 수련을 위한 훌륭한 참고서로 활용될 수 있다. 각 자세는 수련을 하면 할수록 수련자를 향해 열릴 것이며, 똑같은 자세를 계속 반복해도 매번 새로운 것을 배울 수 있다는 것을 발견할 것이다. 이 책은 요가라는 모험의 길을 걸어가는 동안 자기만의 안내서가 되어 줄 것이다. 즐거운 여행이 되기를.

---

2 이전 동작과 반대 방향으로 척추나 근육을 움직여 중립 상태로 만드는 요가 동작. counterpose.

2장
선 자세

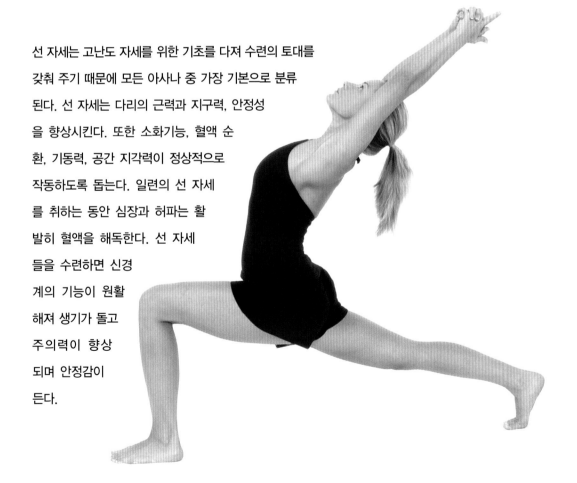

선 자세는 고난도 자세를 위한 기초를 다져 수련의 토대를
갖춰 주기 때문에 모든 아사나 중 가장 기본으로 분류
된다. 선 자세는 다리의 근력과 지구력, 안정성
을 향상시킨다. 또한 소화기능, 혈액 순
환, 기동력, 공간 지각력이 정상적으로
작동하도록 돕는다. 일련의 선 자세
를 취하는 동안 심장과 허파는 활
발히 혈액을 해독한다. 선 자세
들을 수련하면 신경
계의 기능이 원활
해져 생기가 돌고
주의력이 향상
되며 안정감이
든다.

산 자세

타다아사나

드리쉬티

▶ 앞쪽

신체적 효능

▶ 척추가 정렬된다

▶ 배근육과 엉덩이에 탄력이 생긴다

▶ 가슴이 열린다

▶ 자세가 개선된다

▶ 발바닥활(오목한 부분), 발목, 무릎,
넓적다리가 강화된다

정신적 효능

▶ 집중력이 좋아진다

▶ 의지력이 발달된다

▶ 가벼운 불안감이 감소된다

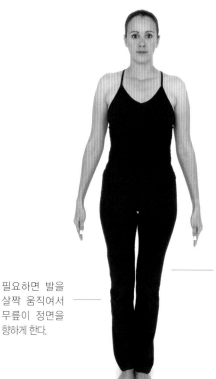

피부에서 근육 방향으로, 근육에서 뼈 방향으로, 모든 방향의 다리근육을 조여 단단하게 만든다. 발에서부터 골반 안을 향해 근육을 끌어올린다.

필요하면 발을 살짝 움직여서 무릎이 정면을 향하게 한다.

1

양발이 평행하게 선다. 양발에 발목 중심부터 두 번째 발가락까지 잇는 선이 있다고 상상하고, 그 두 선이 평행하게 한다.

2

숨을 들이쉬며, 엉덩이가 뒤로 튀어나오도록 넓적
다리 윗부분을 뒤쪽으로 끌어당긴다. 숨을 내쉬
며, 넓적다리를 뒤로 끌어당기는 힘에 맞서 꼬리
뼈를 발쪽으로 뻗어 내린다. 이렇게 하면 엉덩이
살이 아래로 내려가며, 배꼽 아래에서 상승하는
움직임이 생긴다. 숨을 들이쉬며, 가슴을 등뒤 깊
숙한 곳부터 시작해 들어 올리며 열어, 골반에서
부터 정수리까지 위로 길게 늘인다.

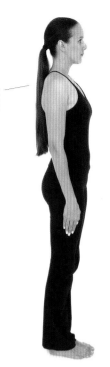

몸의 옆면을 길게 늘이고, 어깨는
뒤로 내리고, 어깨뼈(견갑골)를 뒤
로 더 모은다.

3

대여섯 번 깊게 호흡하는 동안 자세를 유지하며,
느낌을 관찰한 후 자세를 푼다.

다른 변형자세

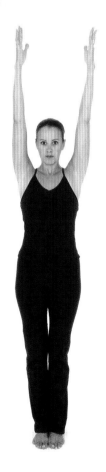

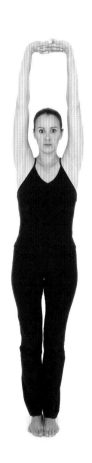

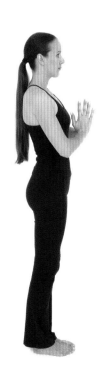

다운독 – 아래를 바라보는 개 자세

아도 무카 슈바나아사나

대응자세

▶ 아기 자세 (발라아사나)

드리쉬티

▶ 바닥

▶ 발 사이

신체적 효능

▶ 소화력이 좋아진다

▶ 불면증, 생리통과 갱년기 증후군, 허리 통증이 완화된다

▶ 팔과 다리, 몸통이 강화된다

▶ 손바닥, 가슴, 등, 오금줄, 종아리, 발이 스트레칭 된다.

▶ 몸에 활력이 생긴다

정신적 효능

▶ 집중력이 좋아진다

▶ 의지력이 좋아진다

▶ 정신적 기능이 활성화된다

▶ 스트레스와 불안감이 완화된다

이 자세를 피해야 하는 경우

▶ 손목터널 증후군

▶ 고혈압

▶ 두통

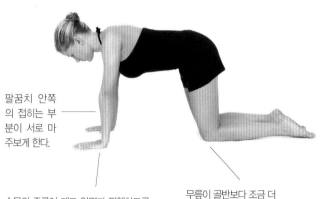

팔꿈치 안쪽의 접히는 부분이 서로 마주보게 한다.

손목의 주름이 매트 앞면과 평행하도록 정렬한다(매트를 사용하지 않는 경우, 매트가 있을 만한 곳에)

무릎이 골반보다 조금 더 뒤로 가도록 움직인다

1

네 발로 기어가는 자세로, 양손은 어깨 바로 아래에 둔다. 손가락을 고르게 펴서 손의 네 모서리를 통해 바닥으로 뿌리내린다. '뿌리내린다'는 말은 나무가 땅 속으로 뿌리내리듯이 아래로 힘차게 뻗는 것을 의미한다. 숨을 들이쉬며 손에서부터 어깨까지 근육을 끌어당긴다. 팔을 단단하고 곧게 유지하고, 숨을 내쉬며 양쪽 어깨뼈(흔히 날개뼈라고 부르는 부위)를 등 가운데로 모은다.

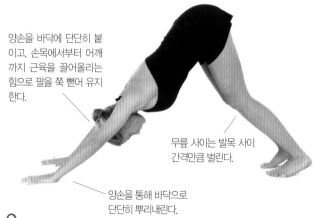

양손을 바닥에 단단히 붙이고, 손목에서부터 어깨까지 근육을 끌어올리는 힘으로 팔을 쭉 뻗어 유지한다.

무릎 사이는 발목 사이 간격만큼 벌린다.

양손을 통해 바닥으로 단단히 뿌리내린다.

2

1단계의 움직임을 유지하고, 숨을 들이쉬며, 엉덩이를 들어서, 척추와 골반을 뒤로 길게 늘인다.

3

다리를 펴서 완성된 자세를 만든다.

4

두세 번 호흡하는 동안 자세를 유지한
다. 자세를 풀고 내려와 아기 자세를
취한다.

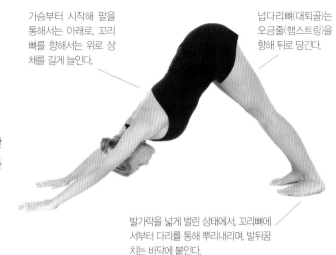

가슴부터 시작해 팔을
통해서는 아래로, 꼬리
뼈를 향해서는 위로 상
체를 길게 늘인다.

넙다리뼈(대퇴골)는
오금줄(햄스트링)을
향해 뒤로 당긴다.

발가락을 넓게 벌린 상태에서, 꼬리뼈에
서부터 다리를 통해 뿌리내리며, 발뒤꿈
치는 바닥에 붙인다.

쉬운 변형자세

1부터 3단계까지는 그대로 순서를 따르
되, 무릎을 굽히고 바닥에서 발뒤꿈치를
든 상태로 유지한다.

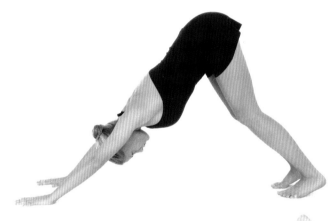

다른 변형자세

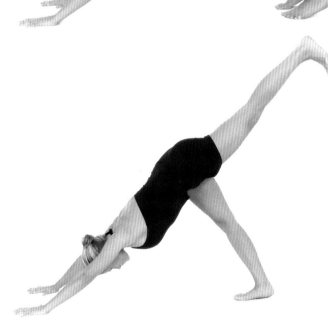

뻗은 측면각 자세

웃티타 파르쉬바코나아사나

대응자세

▶ 다운독 자세 (아도 무카 슈바나아사나)

드리쉬티

▶ 위쪽

▶ 앞쪽

▶ 바닥

신체적 효능

▶ 발목, 종아리, 무릎, 넓적다리가 강화된다

▶ 좌골신경통 증세가 완화된다

▶ 엉덩부위와 서혜부(사타구니)가 열린다.

▶ 폐활량이 늘어난다

▶ 관절염 증세가 완화된다

▶ 척추가 늘어난다

▶ 소화력이 좋아진다

정신적 효능

▶ 집중력이 좋아진다

▶ 의지력이 발달된다

▶ 정신적 기능이 활성화된다

▶ 스트레스가 줄어든다

이 자세를 피해야 하는 경우

▶ 무릎 부상

▶ 저혈압 (손끝이 위쪽, 천장을 향하게 한다)

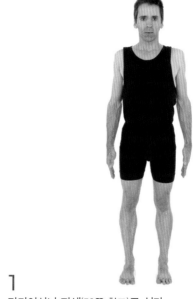

1

타다아사나 자세(50쪽 참고)로 선다.

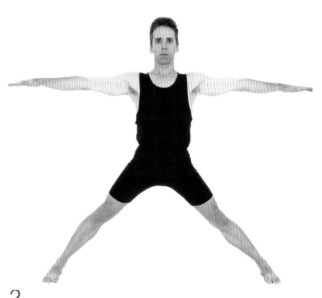

2

두 발을 넓게 벌린다. 숨을 들이쉬며 양팔을 옆으로 뻗는다. 발목은 손목 바로 아래에 오게 하는 것이 이상적이다.

3

왼발은 살짝 안으로 틀고, 오른 다리를 밖으로 돌려서(외회전) 똑바로 측면을 보게 만든다.

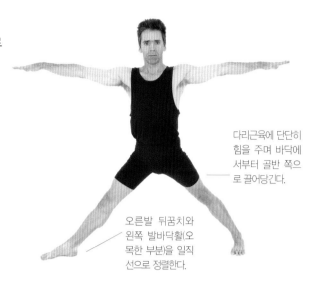

다리근육에 단단히 힘을 주며 바닥에서부터 골반 쪽으로 끌어당긴다.

오른발 뒤꿈치와 왼쪽 발바닥활(오목한 부분)을 일직선으로 정렬한다.

4

숨을 내쉬며 오른 무릎을 90도로 굽히고, 오른 손 끝으로 오른 발목 옆 바닥을 짚는다.[3] 왼손을 허리에 얹는다. 골반과 넓적다리를 뒤로 당기면서, 궁둥뼈(좌골) 사이의 공간을 유지하고, 꼬리뼈는 바닥으로 뿌리내린다. 왼팔은 왼쪽 귀 위로 쭉 뻗고, 뻗은 팔을 쳐다본다.

왼쪽 겨드랑이를 뒤로 오목하게 만든다.

오른팔을 일직선으로 뻗고, 오른쪽 겨드랑이를 뒤로 당긴다. 넓적다리는 바닥과 평행을 유지하게 한다.

왼쪽 넓적다리는 뒤로 당겨 유지한다.

5

대여섯 번 호흡하는 동안 자세를 유지한 뒤, 두 다리 사이를 끌어당기며, 숨을 들이쉬고 몸을 일으켜 세운다. 반대편으로 자세를 반복한다.

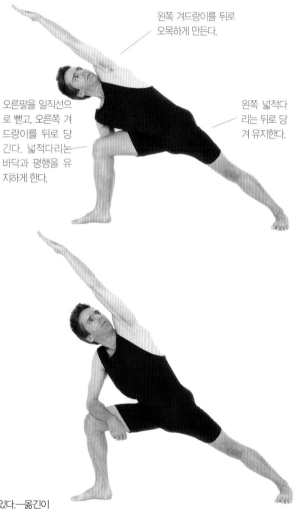

쉬운 변형자세

1부터 5단계까지 순서를 따르되, 손끝으로 바닥을 짚는 대신 팔꿈치를 무릎 위에 올린다.

---

3 손바닥으로 바닥을 짚으면 자세에서 조금 더 깊어질 수 있다.—옮긴이

뻗은 삼각 자세

웃티타 트리코나아사나

대응자세

▶ 서서 하는 전굴 자세 (우따나아사나)

드리쉬티

▶ 위쪽

▶ 앞쪽

▶ 아래쪽

신체적 효능

▶ 소화력과 혈액 순환이 좋아진다

▶ 갱년기 증후군 완화에 도움이 된다

▶ 좌골신경통 증세가 완화된다

▶ 발바닥활, 종아리, 오금줄, 서혜부가 스트
레칭 된다

▶ 목, 가슴, 어깨, 엉덩부위가 열린다

▶ 척추가 늘어난다

▶ 다리와 몸통이 안정되고 강화된다

▶ 근지구력이 향상된다

정신적 효능

▶ 집중력이 좋아진다.

▶ 의지력이 발달된다

▶ 정신적 기능이 활성화된다

▶ 스트레스가 줄어든다

이 자세를 피해야 하는 경우

▶ 목 부상 (위를 보지 않는다)

▶ 저혈압

▶ 울혈성 심장 질환

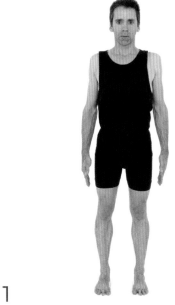

1
타다아사나 자세(50쪽 참고)로 선다.

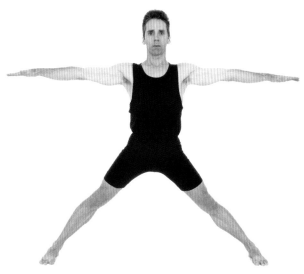

2
두 발을 넓게 벌린다. 숨을 들이쉬며 양팔을 옆으로 뻗는다.
발목은 손목 바로 아래에 오게 하는 것이 이상적이다.

3

왼발은 살짝 안으로 틀고, 오른 다리와 오른발을 밖으로 회전시켜 똑바로 측면을 게 한다.

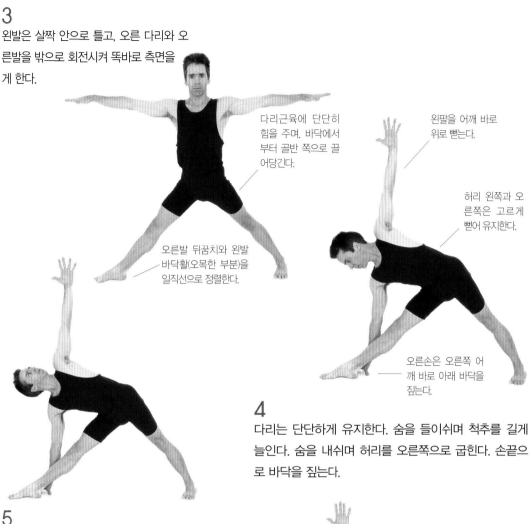

다리근육에 단단히 힘을 주며, 바닥에서부터 골반 쪽으로 끌어당긴다.

왼팔을 어깨 바로 위로 뻗는다.

허리 왼쪽과 오른쪽은 고르게 뻗어 유지한다.

오른발 뒤꿈치와 왼발 바닥활(오목한 부분)을 일직선으로 정렬한다.

오른손은 오른쪽 어깨 바로 아래 바닥을 짚는다.

4

다리는 단단하게 유지한다. 숨을 들이쉬며 척추를 길게 늘인다. 숨을 내쉬며 허리를 오른쪽으로 굽힌다. 손끝으로 바닥을 짚는다.

5

고개를 돌려 왼손 엄지를 올려다본다.

6

대여섯 번 호흡하는 동안 자세를 유지한 뒤, 두 다리끼리 끌어당기면서, 숨을 들이쉬고 몸을 일으켜 세운다. 반대편으로 자세를 반복한다.

쉬운 변형자세

1부터 5단계까지 순서를 따르되, 4단계에서는 어깨 바로 아래에 블록을 놓고 손을 짚는다.

전사 자세 II

비라바드라아사나 II

대응자세

▶ 다운독 자세 (아도 무카 슈바나아사나)

드리쉬티

▶ 앞으로 뻗은 손끝 너머

신체적 효능

▶ 발바닥활, 발목, 무릎, 넓적다리가 강화된
다

▶ 엉덩부위와 어깨가 스트레칭 된다

▶ 가슴이 펴진다

▶ 폐활량이 늘어난다

▶ 소화력과 혈액 순환이 좋아진다

▶ 근지구력이 강화된다

▶ 척추가 늘어난다

정신적 효능

▶ 집중력이 좋아진다

▶ 의지력이 발달된다

▶ 정신적 기능이 활성화된다

이 자세를 피해야 하는 경우

▶ 고혈압

▶ 목 부상

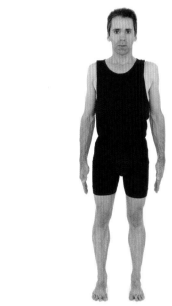

1
타다아사나 자세(50쪽 참고)로 선다.

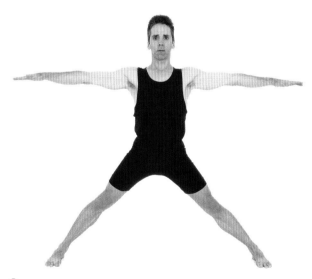

2
두 발을 넓게 벌린다. 숨을 들이쉬며 양팔을 옆으로 뻗는다.

58

3

왼발은 살짝 안으로 틀고, 오른다리는 밖으로 회
전시켜 똑바로 측면을 보게 만든다.

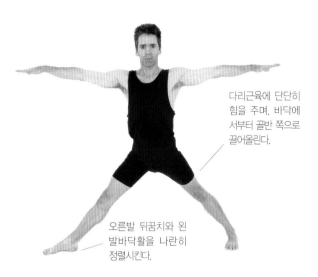

다리근육에 단단히
힘을 주며. 바닥에
서부터 골반 쪽으로
끌어올린다.

오른발 뒤꿈치와 왼
발바닥활을 나란히
정렬시킨다.

4

다리 힘을 단단히 유지하고, 숨을 내쉬며 오른쪽
무릎을 90도로 굽힌다.

5

대여섯 번 호흡하는 동안 자세를 유지한다. 자세
를 풀려면 두 다리끼리 끌어당기면서 근육을 조이
고, 숨을 들이쉰 후, 자세에서 나온다. 반대편으로
자세를 반복한다.

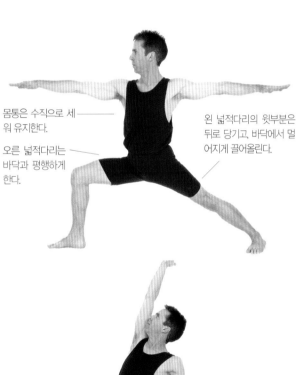

몸통은 수직으로 세
워 유지한다.

오른 넓적다리는
바닥과 평행하게
한다.

왼 넓적다리의 윗부분은
뒤로 당기고, 바닥에서 멀
어지게 끌어올린다.

다른 변형자세

초승달 런지 자세

알라나아사나

대응자세

▶ 다운독 자세 (아도 무카 슈바나아사나)

드리쉬티

▶ 앞쪽

▶ 위쪽, 손가락 끝을 통해

신체적 효능

▶ 발바닥활, 발목, 무릎, 넓적다리가 강화된
  다

▶ 엉덩부위와 어깨가 스트레칭 된다

▶ 가슴이 열린다

▶ 소화가 촉진된다

▶ 근지구력이 향상된다

▶ 좌골신경통 증세가 완화된다

정신적 효능

▶ 집중력이 좋아진다.

▶ 의지력이 발달된다

▶ 정신적 기능이 활성화된다

이 자세를 피해야하는 경우

▶ 목 부상

▶ 무릎 부상 (쉬운 변형자세를 한다)

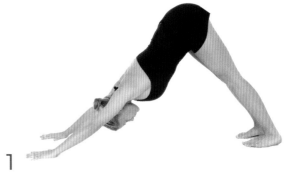

1

다운독 자세(52쪽 참고)에서 시작한다.

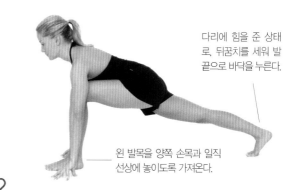

다리에 힘을 준 상태
로, 뒤꿈치를 세워 발
끝으로 바닥을 누른다.

왼 발목을 양쪽 손목과 일직
선상에 놓이도록 가져온다.

2

숨을 들이쉬며, 왼발을 앞으로 내디뎌 런지(lunge) 자세를 취하고,
뒤에 있는 다리는 곧게 유지한다.

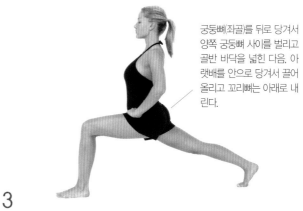

궁둥뼈(좌골)를 뒤로 당겨서
양쪽 궁둥뼈 사이를 벌리고
골반 바닥을 넓힌 다음. 아
랫배를 안으로 당겨서 끌어
올리고 꼬리뼈는 아래로 내
린다.

3

숨을 들이쉬며 몸통을 세우고 양손을 골반에 얹는다. 왼발로 바닥을
누르는 힘으로 골반의 왼쪽을 뒤로 당기는 동시에, 골반의 오른쪽은
오른발로부터 앞으로 밀어 골반이 똑바로 정면을 보게 만든다.

4

숨을 들이쉬면서 양팔을 머리 위로 뻗고, 양손으로 깍지를 껴서 두 검지로 천장을 가리킨다. 숨을 내쉬면서 아랫배부터 시작해 발을 통해 뿌리내린다. 숨을 들이쉬며 아랫배에서부터 손까지 위로 뻗는다. 등을 뒤로 젖히면서 목을 뻗고 고개를 뒤로 젖히며 어깨뼈를 뒤로 더 구부려 후굴 자세를 취한다. 두세 번 호흡하는 동안 자세를 유지한다. 3단계처럼 두 다리끼리 끌어당기면서, 숨을 들이쉬며 몸을 세운다. 반대편으로 자세를 반복한다.

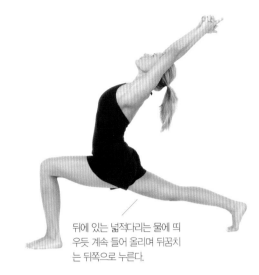

뒤에 있는 넓적다리는 물에 띄우듯 계속 들어 올리며 뒤꿈치는 뒤쪽으로 누른다.

쉬운 변형자세

1부터 4단계까지 순서를 따르되, 뒤쪽에 있는 무릎을 바닥에 대고, 양손을 깍지 끼지 않고 어깨 너비로 벌린다.

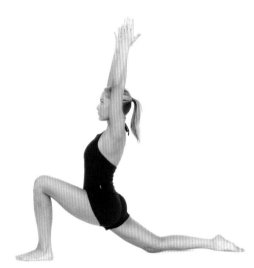

다른 변형자세

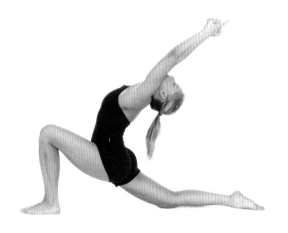

전사 자세 I

비라바드라아사나 I

대응자세

▶ 다운독 자세 (아도 무카 슈바나아사나)

드리쉬티

▶ 앞쪽

▶ 위쪽

신체적 효능

▶ 발바닥활, 발목, 무릎, 넓적다리가 강화된
   다

▶ 엉덩부위와 어깨가 스트레칭 된다

▶ 가슴이 펴진다

▶ 소화력과 혈액 순환이 좋아진다

▶ 근지구력이 향상된다

▶ 좌골신경통 증세가 완화된다

정신적 효능

▶ 집중력이 좋아진다

▶ 의지력이 발달된다

▶ 정신적 기능이 활성화된다

이 자세를 피해야 하는 경우

▶ 고혈압

▶ 목 부상

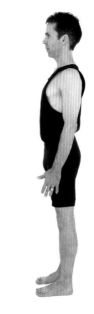

1
타다아사나 자세(50쪽)로 선다.

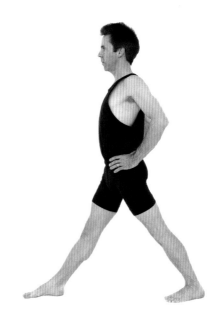

2
오른발을 앞으로 내디뎌, 다리 사이를 편안한 만큼 넓게 벌린다. 왼
발 뒤꿈치를 안으로 살짝 틀어서 발이 약간 밖을 보게 한다.

3

다리를 단단하게 유지하고, 숨을 내쉬며 오른 무릎을 90도로 구부린다. 허리에 손을 얹어 골반이 정면을 보게 한다. 필요하면 발 사이 거리를 조정해서, 오른 넓적다리가 바닥과 평행하면서, 오른 정강이는 바닥에서 수직이 되게 한다. 숨을 들이쉬며 머리 위로 팔을 뻗는다. 꼬리뼈로 뿌리내리며, 골반에서부터 다리를 통해 아래로 뻗는다.

위팔세갈래근(상완삼두근[4])에 힘을 주고 손끝까지 위로 뻗으며 팔을 곧게 편다.

손가락 사이는 벌리고, 손끝에서부터 어깨관절 안으로 근육을 끌어당긴다.

골반에서부터 정수리까지 위로 뻗는다.

오른쪽 무릎은 발목 바로 위로 오게 하여 유지한다.

다리에 최대한 힘을 주어, 오른 넓적다리 안쪽을 들어 올린다.

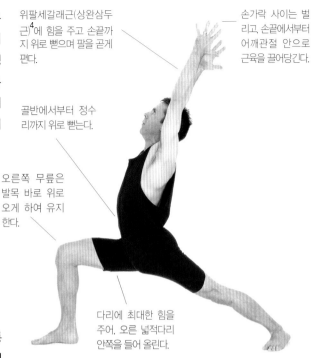

4

두세 번 호흡하는 동안 자세를 유지한다. 발을 통해 바닥으로 뿌리내리고, 숨을 들이쉬며 앞에 있는 다리를 펴고 선 자세로 돌아와서 자세를 푼다. 반대편으로 자세를 반복한다.

---

4 위팔의 뒷면에서 어깨와 팔을 잇는 근육.—옮긴이

회전하며 뻗은 측면각 자세

파리브리따 파르쉬바코나아사나

대응자세

▶ 서서 하는 전굴 자세 (우따나아사나)

드리쉬티

▶ 위쪽

▶ 앞쪽

▶ 바닥

신체적 효능

▶ 발목, 종아리, 무릎, 넓적다리가 강화된다

▶ 좌골신경통 증세가 완화된다

▶ 엉덩부위와 서혜부가 열린다

▶ 폐활량이 늘어난다

▶ 관절염 증세가 완화된다

▶ 척추가 늘어난다

▶ 소화력이 좋아진다

▶ 균형 감각이 좋아진다

▶ 순환계와 림프계가 자극된다

정신적 효능

▶ 집중력이 좋아진다

▶ 의지력이 발달된다

▶ 정신적 기능이 활성화된다

▶ 스트레스가 줄어든다

이 자세를 피해야 하는 경우

▶ 무릎 부상

▶ 저혈압

▶ 편두통

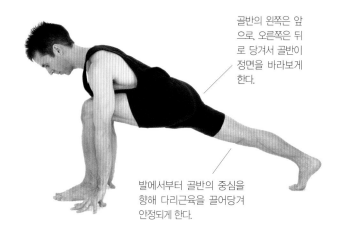

골반의 왼쪽은 앞으로, 오른쪽은 뒤로 당겨서 골반이 정면을 바라보게 한다.

발에서부터 골반의 중심을 향해 다리근육을 끌어당겨 안정되게 한다.

1
왼발은 앞에 두고 오른 다리는 뒤로 곧게 뻗은 런지 자세로 시작한다.

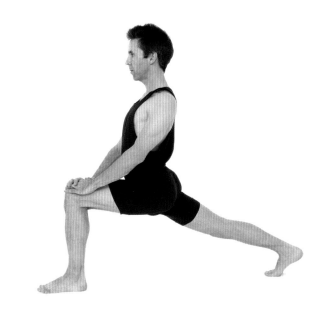

2
다리를 단단하게 유지한 상태에서, 몸통을 세우고 양손을 앞쪽 넓적다리에 올린다.

3

골반이 안정되도록 두 다리를 안으로 조이고, 양
손으로 왼쪽 넓적다리를 지지하여 몸통을 왼쪽으
로 비튼다.

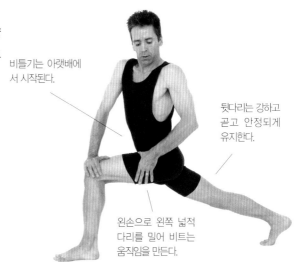

비틀기는 아랫배에
서 시작된다.

뒷다리는 강하고
곧고 안정되게
유지한다.

왼손으로 왼쪽 넓적
다리를 밀어 비트는
움직임을 만든다.

4

오른쪽 겨드랑이를 최대한 깊게 왼 무릎에 걸어
잠그고, 오른손으로 바닥을 짚는다. 오른 다리를
밖으로 돌려서 발이 평평하게 바닥에 닿을 수 있
게 한다. 왼팔은 손바닥을 아래로 하여 왼쪽 귀 위
로 뻗는다.

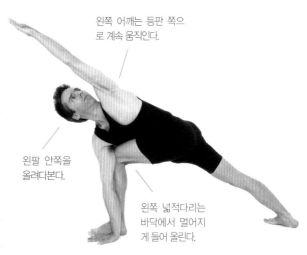

왼쪽 어깨는 등판 쪽으
로 계속 움직인다.

왼팔 안쪽을
올려다본다.

왼쪽 넓적다리는
바닥에서 멀어지
게 들어 올린다.

5

대여섯 번 호흡하는 동안 자세를 유지한 뒤, 두 다
리끼리 끌어당기며 자세에서 나온다. 반대편으로
자세를 반복한다.

쉬운 변형자세

1부터 4단계까지 순서를 따르되, 두 손을 마주 대
어 합장하고 손바닥을 서로 누른다. 필요하면 뒤
에 있는 무릎을 바닥에 댄다.

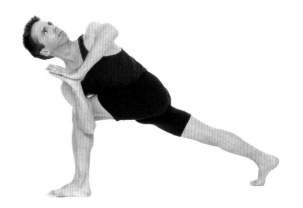

회전하는 삼각 자세

파리브리따 트리코나아사나

대응자세

▶ 서서 하는 전굴 자세 (우따나아사나)

드리쉬티

▶ 위쪽

▶ 앞쪽

▶ 바닥

신체적 효능

▶ 소화력과 혈액 순환이 좋아진다

▶ 종아리, 넓적다리, 오금줄, 배근육에 탄력
  이 생기고 스트레칭 된다

▶ 척추가 늘어난다

▶ 목, 가슴, 어깨가 열린다

▶ 엉덩부위 근육이 강화되고 서혜부가 열린
  다

▶ 균형 감각이 좋아진다

정신적 효능

▶ 집중력이 좋아진다

▶ 의지력이 발달된다

▶ 정신적 기능이 활성화된다

▶ 스트레스와 불안감이 완화된다

이 자세를 피해야 하는 경우

▶ 편두통

▶ 불면증

▶ 저혈압

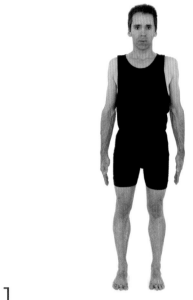

1
타다아사나 자세(50쪽)로 선다.

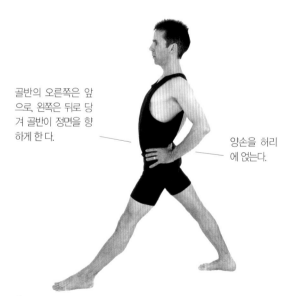

골반의 오른쪽은 앞
으로, 왼쪽은 뒤로 당
겨 골반이 정면을 향
하게 한다.

양손을 허리
에 얹는다.

2
왼발을 90~100센티미터 정도 앞으로 내딛고, 오른발은 바깥으로
살짝 연다. 골반이 정면을 향하지 않는다면, 골반이 정렬될 때까지
오른발을 오른쪽으로 조금 옮긴다.

3

숨을 들이쉬면서 골반에서부터 머리까지 위로 길게 늘인다. 숨을 내쉬면서 상체를 앞으로 굽히고, 손끝으로 바닥을 짚는다.

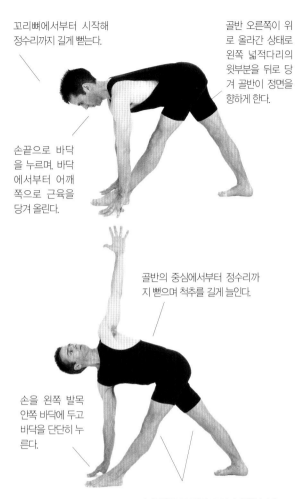

꼬리뼈에서부터 시작해 정수리까지 길게 뻗는다.

골반 오른쪽이 위로 올라간 상태로 왼쪽 넓적다리의 윗부분을 뒤로 당겨 골반이 정면을 향하게 한다.

손끝으로 바닥을 누르며, 바닥에서부터 어깨쪽으로 근육을 당겨 올린다.

4

왼손을 허리에 얹는다. 숨을 들이쉬면서 골반의 중심에서부터 정수리까지 뻗어 올리며 척추를 길게 늘인다. 숨을 내쉬면서 아랫배에서부터 시작해 몸통을 왼쪽으로 비튼다. 이어서 갈비뼈, 어깨, 머리 순으로 비틀고, 왼팔을 천장으로 올린다.

5

대여섯 번 호흡하는 동안 자세를 유지한 뒤, 왼손을 허리에 얹고 바닥을 본다. 오른손을 다른 쪽 허리에 얹는다. 골반의 중심에서부터 정수리까지 척추를 길게 늘인다. 발을 통해 바닥으로 뿌리내리고, 숨을 들이쉬며 일어선다. 반대편으로 자세를 반복한다.

골반의 중심에서부터 정수리까지 뻗으며 척추를 길게 늘인다.

손을 왼쪽 발목 안쪽 바닥에 두고 바닥을 단단히 누른다.

다리근육으로 뼈를 조이며, 양쪽 넙다리뼈(대퇴골)가 오금줄(햄스트링)으로 뿌리내리게 해서 유지한다.

쉬운 변형자세

1부터 5단계까지 순서를 따르되, 4단계에서는 손 밑에 블록을 놓는다.

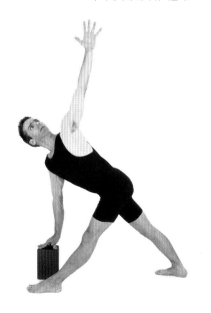

의자 자세

웃카타아사나

대응자세

▶ 서서 하는 전굴 자세 (우따나아사나)

드리쉬티

▶ 앞쪽
▶ 위쪽

신체적 효능

▶ 척추가 늘어난다
▶ 발, 발목, 종아리, 무릎, 엉덩이, 넓적다리가
  강화된다
▶ 가슴이 열린다
▶ 소화계, 순환계, 생식계가 자극된다

정신적 효능

▶ 집중력이 좋아진다
▶ 의지력이 발달된다
▶ 정신적 기능이 활성화된다
▶ 스트레스가 줄어든다

이 자세를 피해야 하는 경우

▶ 저혈압
▶ 불면증
▶ 무릎 부상 (쉬운 변형자세를 한다)

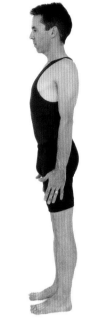

1
타다아사나 자세(50쪽)로 선다.

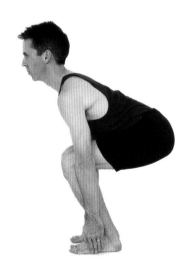

2
숨을 내쉬며 무릎을 90도로 굽혀 손끝을 바닥에 댄다.

3

숨을 들이쉬며 양팔을 머리 위로 뻗는다. 손끝에서부터 어깨관절까지 끌어내린다.[5]

4

15~30초 동안 유지한다. 숨을 들이쉬며 다리를 펴고 일어나서 자세를 푼다. 숨을 내쉬며 팔을 옆으로 내린다.

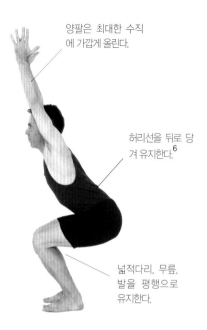

양팔은 최대한 수직에 가깝게 올린다.

허리선을 뒤로 당겨 유지한다.[6]

넓적다리, 무릎, 발을 평행으로 유지한다.

쉬운 변형자세

1부터 3단계까지 순서를 따르되, 무릎을 조금만 굽히고 두세 번 호흡하는 동안 자세를 유지한다.

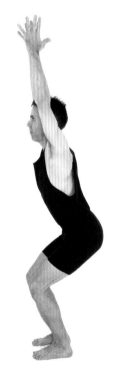

---

5 양팔은 뻗은 상태를 유지하고 위팔뼈를 어깨관절에 깊게 넣는 느낌으로 당겨 내린다.—옮긴이

6 엉덩이만 뒤로 빼서 허리가 오목해지지 않도록 한다.—옮긴이

서서 강하게 다리 펴기 자세

프라사리타 파도따나아사나

대응자세

▶ 서서 하는 전굴 자세 (우따나아사나)

드리쉬티

▶ 바닥

▶ 눈을 감고

▶ 코끝

신체적 효능

▶ 발, 발목, 무릎, 넓적다리 안쪽, 허리가 강화된다

▶ 소화력과 혈액 순환이 좋아진다

▶ 복부가 탄탄해진다

▶ 경미한 허리 통증이 줄어든다

▶ 두통과 축농증 증상이 완화된다

정신적 효능

▶ 집중력이 좋아진다

▶ 의지력이 발달된다

▶ 마음이 차분해진다

▶ 스트레스와 불안감이 줄어든다

이 자세를 피해야 하는 경우

▶ 허리 부상 (쉬운 변형자세를 한다)

▶ 고혈압

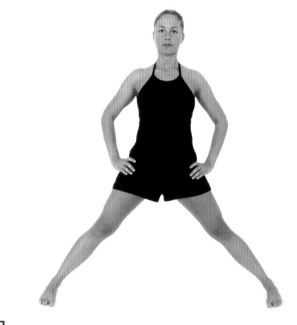

1

두 다리를 1.3~1.5미터 사이로 넓게 벌리고 서서 양발이 평행하게 한다. 허리에 손을 얹는다. 숨을 들이쉬며 골반으로부터 머리까지 상체를 길게 뻗는다.

두 다리끼리 끌어당겨 근육을 단단하게 한다.

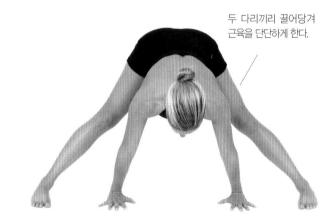

2

숨을 내쉬며 상체를 앞으로 굽혀, 손끝과 발끝을 일직선상에 맞춰 양손을 바닥에 짚는다. 손끝과 발끝이 일직선으로 놓이게 한다.

3
숨을 내쉬며 정수리를 바닥에 댄다.

숨을 내쉬며 꼬리뼈를 아래로 뿌리내리고, 골반에서부터 발까지 뻗는다. 숨을 들이쉬며 골반에서부터 정수리까지 길게 뻗는다.

양쪽 어깨뼈를 등 가운데로 모은다.

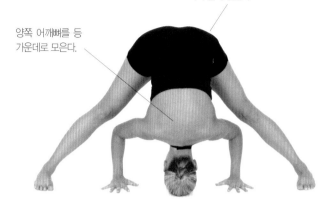

쉬운 변형자세

1부터 2단계까지 순서를 따르되, 양쪽 어깨 바로 아래에 블록을 놓고 손을 짚는다.

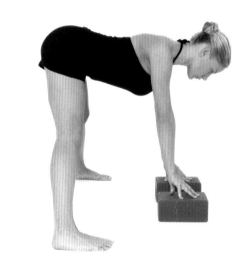

다른 변형자세

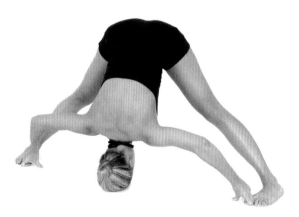

빗장 자세

파리가아사나

대응자세

▶ 아기 자세 (발라아사나)

드리쉬티

▶ 앞쪽

▶ 위쪽

신체적 효능

▶ 몸의 옆면이 늘어난다

▶ 가슴이 열린다

▶ 복부의 장기가 튼튼해진다

▶ 발목, 무릎, 고관절이 강화된다

▶ 발바닥활, 종아리, 넓적다리, 배근육이 스트 레칭 된다

정신적 효능

▶ 머리가 맑아진다

▶ 스트레스가 줄어든다

이 자세를 피해야 하는 경우

▶ 고혈압 (양손을 심장보다 높게 유지한다)

▶ 좌골신경통

▶ 엉덩부위나 무릎, 또는 서혜부 부상

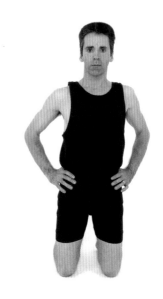

1

바닥에 무릎을 대고 일어서서, 발꿈치는 세워 발끝을 바닥에 대고, 양손은 허리에 얹는다.

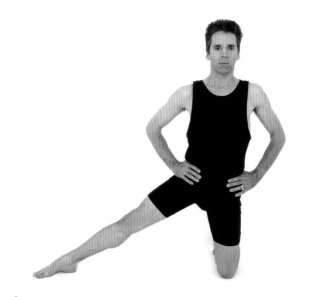

2

오른 다리를 옆으로 뻗고, 오른발은 왼쪽 무릎과 일직선으로 정렬 시킨다. 오른발을 비스듬히 안으로 돌린다.

3

숨을 들이쉬며 양팔을 바닥과 평행하게 옆으로 뻗
는다.

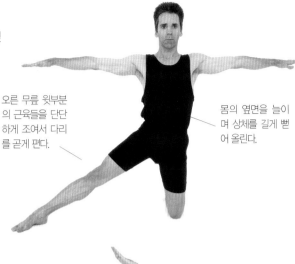

오른 무릎 윗부분
의 근육들을 단단
하게 조여서 다리
를 곧게 편다.

몸의 옆면을 늘이
며 상체를 길게 뻗
어 올린다.

4

숨을 들이쉬며 오른발에서부터 골반의 중심까지
근육을 당겨 올린다. 허리선 양옆을 뒤로 빼고, 꼬
리뼈를 아래로 늘이며, 등을 둥글게 굽혀 몸통을
살짝 앞으로 가져온다. 숨을 내쉬며 몸통을 오른
쪽으로 굽히고, 오른손은 손바닥을 위로 펴서 다
리를 미끄러져 내려가게 한다. 왼팔은 귀 옆으로
들어 올린다.

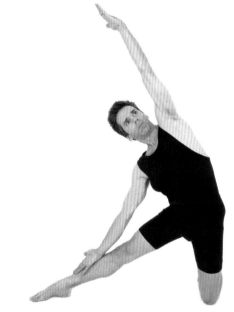

5

등을 둥글게 굽힌 상태로 숨을 내쉬면서, 왼팔을
오른쪽으로 뻗어 양손바닥을 마주해 붙인다. 두세
번 호흡하는 동안 자세를 유지한다. 두 다리끼리
끌어당겨서 자세를 풀고, 숨을 들이쉬며 선 자세
로 돌아온다. 반대편으로 자세를 반복한다.

쉬운 변형자세
1부터 4단계까지만 순서를 따른다.

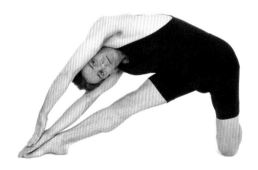

고개 숙인 전사 자세

대응자세

▶ 서서 하는 전굴 자세 (우따나아사나)

▶ 다운독 자세 (아도 무카 슈바나아사나)

드리쉬티

▶ 앞쪽

▶ 바닥

신체적 효능

▶ 몸의 옆면이 스트레칭 된다

▶ 가슴이 열린다

▶ 복부의 장기가 튼튼해진다

▶ 발목, 무릎, 고관절이 강화된다

▶ 엉덩부위가 열린다

▶ 갑상샘과 부갑상샘이 자극된다

▶ 척추가 늘어난다

▶ 손목과 팔뚝의 손목터널 증후군 증상 완
　화에 도움이 된다

▶ 균형 감각이 좋아진다

▶ 넓적다리, 종아리, 발이 강화된다

정신적 효능

▶ 머리가 맑아진다

▶ 스트레스와 가벼운 우울증, 불안감이 줄어
　든다

이 자세를 피해야 하는 경우

▶ 저혈압 (머리를 심장보다 높게 유지한다)

▶ 무릎 부상

▶ 임신 (임신 3개월 이후에는 하지 않는다)

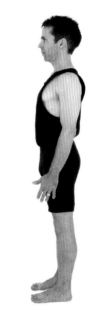

1
두 발을 평행하게 골반 너비로 벌려 타다아사나(50쪽 참고)로 선다.

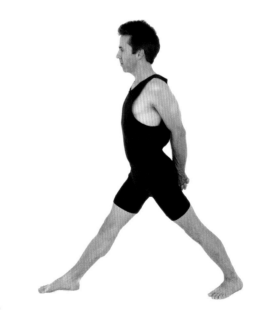

2
두 발을 넓게 벌린다. 왼발은 안으로 틀고, 오른발은 바깥으로 열면
서 몸통을 오른쪽으로 돌린다. 골반이 정면을 향하게 하고 양손으
로 깍지를 낀다.

3

숨을 들이쉬며 몸의 옆면이 늘어나도록 길게 뻗고, 양쪽 위팔뼈의 머리[7]를 뒤로 고정시키고, 어깨뼈를 등 가운데로 모은다. 숨을 내쉬며 오른 무릎을 굽히고, 오른 다리 위로 몸통을 길게 뻗는다.

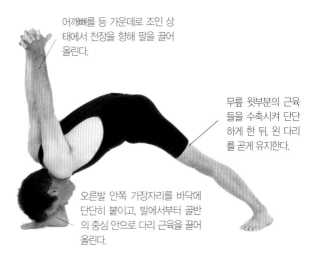

골반의 중심에서부터 정수리까지 길게 뻗어 낸다.

어깨뼈를 등 가운데로 조인 상태에서 천장을 향해 팔을 끌어 올린다.

무릎 윗부분의 근육들을 수축시켜 단단하게 한 뒤, 왼 다리를 곧게 유지한다.

4

숨을 내쉬며 몸통을 다리 사이에서 앞으로 굽히고, 머리를 바닥 가까이 내린다.

5

자세를 풀기 위해 두 다리끼리 끌어당긴다. 숨을 들이쉬며 선 자세로 돌아온다. 반대편으로 자세를 반복한다.

오른발 안쪽 가장자리를 바닥에 단단히 붙이고, 발에서부터 골반의 중심 안으로 다리 근육을 끌어 올린다.

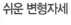 **쉬운 변형자세**

뒤에 있는 무릎을 바닥에 대고 런지 자세를 한다.

---

7 위팔뼈(상완골)의 볼록한 머리 부분으로 어깨뼈의 관절오목에 들어가 어깨관절을 이루는 위팔뼈의 맨 윗부분을 의미한다.— 옮긴이

강하게 옆면 늘이는 자세

파르쉬보따나아사나

대응자세

▶ 서서 하는 전굴 자세 (우따나아사나)

드리쉬티

▶ 위쪽

▶ 앞쪽, 종아리 위

신체적 효능

▶ 가슴이 열린다

▶ 발, 발목, 정강이, 무릎, 넓적다리가 강화된
다

▶ 엉덩부위를 풀어 준다

▶ 오금줄이 스트레칭 된다

▶ 소화력과 혈액 순환이 좋아진다

▶ 갑상샘과 부갑상샘이 자극된다

▶ 배근육에 탄력이 생긴다

▶ 척추가 늘어난다

▶ 균형 감각이 좋아진다

정신적 효능

▶ 머리가 맑아진다

▶ 스트레스가 줄어든다

이 자세를 피해야 하는 경우

▶ 저혈압

▶ 임신

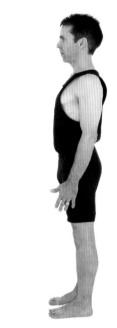

1

두 발을 평행하게 골반 너비로 벌려 타다아사나(50쪽 참고)로 선다.

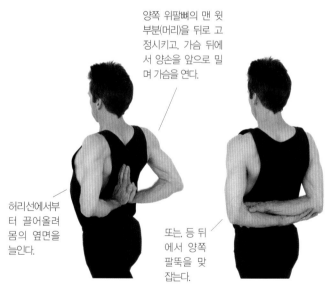

양쪽 위팔뼈의 맨 윗
부분(머리)을 뒤로 고
정시키고, 가슴 뒤에
서 양손을 앞으로 밀
며 가슴을 연다.

허리선에서부
터 끌어올려
몸의 옆면을
늘인다.

또는, 등 뒤
에서 양쪽
팔뚝을 맞
잡는다.

2

숨을 들이쉬면서, 팔을 등 뒤로 가져가서 팔꿈치를 굽혀, 손가락이
위를 향하도록 양손바닥을 붙여 합장을 한다. 숨을 내쉬면서, 등에
서 마주한 손을 어깨뼈 사이로 밀어 올린다.

3

숨을 내쉬며 오른발을 90~100센티미터 정도 앞으로 내딛고, 골반을 정면에 맞춘다.

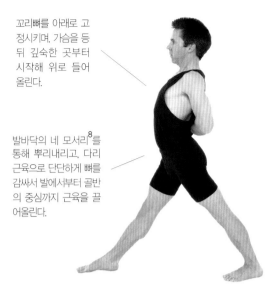

꼬리뼈를 아래로 고정시키며, 가슴을 등뒤 깊숙한 곳부터 시작해 위로 들어올린다.

발바닥의 네 모서리[8]를 통해 뿌리내리고, 다리근육으로 단단하게 뼈를 감싸서 발에서부터 골반의 중심까지 근육을 끌어올린다.

4

척추를 쭉 뻗어 유지한다. 숨을 내쉬며 몸통을 앞으로 굽힌다.

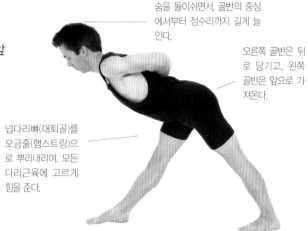

숨을 들이쉬면서, 골반의 중심에서부터 정수리까지 길게 늘인다.

오른쪽 골반은 뒤로 당기고, 왼쪽 골반은 앞으로 가져온다.

넙다리뼈(대퇴골)를 오금줄(햄스트링)으로 뿌리내리며, 모든 다리근육에 고르게 힘을 준다.

5

숨을 계속 내쉬면서, 다리 위에서 몸통을 앞으로 뻗어 턱을 정강이 위에 댄다. 대여섯 번 호흡하는 동안 자세를 유지한다. 자세를 풀기 위해 두 다리를 함께 조여서(두 다리끼리 끌어당기면서) 발을 통해 바닥으로 뿌리내린다. 숨을 들이쉬며 선 자세로 돌아온다. 반대편으로 자세를 반복한다.

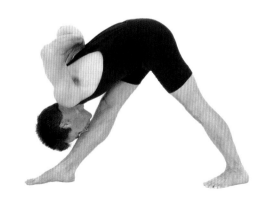

---

8 발가락을 제외한 발바닥의 네 모서리(엄지발가락 아래 볼록한 부분, 새끼발가락 아랫부분, 발꿈치 안쪽과 바깥쪽)를 의미한다. 선 자세로 발가락을 바닥에서 띄우면 이 부분으로 바닥을 누르는 힘을 더 잘 느낄 수 있다. 선 자세에서 발바닥의 네 모서리를 통해 몸의 무게를 분산시켜 지면과 밀착하면 안정된 힘과 균형을 얻을 수 있다.—옮긴이

양손을 허리에 얹고 1부터 4단계까지 순서를
따른다. 마지막 단계에서 양손 밑에 각각 블록
을 놓아 받친다.

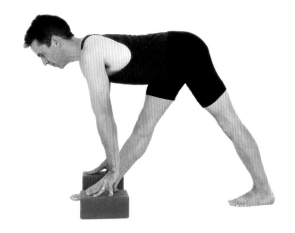

다른 변형자세

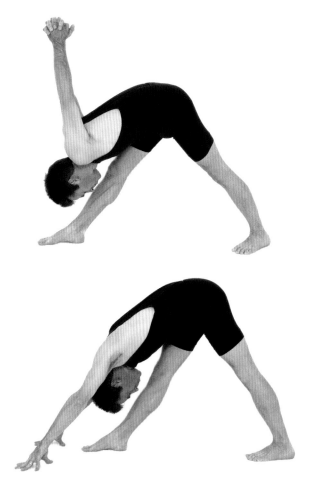

3장
균형 자세

균형 자세는 상당한 집중력과 체력, 지구력이 필요하다. 이 자세
들은 균형 감각과 민첩성, 여러 신체 부위의 움직임을 조정하는
능력, 집중력을 키워 준다. 균형 자세는 코어 근육에 관심을 기
울여야 하며, 그러므로 신체 내부를 잘 알아차려야 한다. 근
력을 강화하는 이 자세들은 근육을 탄력 있게
해 주며, 정확한 정렬이 매우 중요하
다. 이 장에 나오는 균형 자세들을 꾸
준히 수련하면 자신의 몸을 더 잘 제어
할 수 있게 된다.

독수리 자세

가루다아사나

대응자세

▶ 산 자세 (타다아사나)

드리쉬티

▶ 앞쪽

신체적 효능

▶ 균형 감각이 좋아진다

▶ 발, 발목, 종아리, 넓적다리가 강화된다

▶ 어깨, 가슴, 등, 엉덩부위가 열린다

▶ 소화력과 혈액 순환이 좋아진다

▶ 뇌하수체와 갑상샘이 자극된다

정신적 효능

▶ 집중력이 좋아진다

▶ 의지력이 발달된다

▶ 정신적 기능이 활성화된다

이 자세를 피해야 하는 경우

▶ 무릎 부상

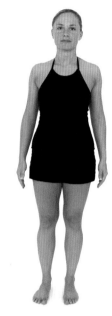

1

타다아사나(50쪽 참고)로 선다.

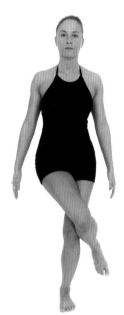

2

무릎을 살짝 굽혀서 왼 다리로 균형을 잡는다. 오른 다리를 들어 왼쪽 무릎 위에 교차시킨다.

3

두 다리를 서로 밀착시키면서, 오른발을 왼쪽 정
강이 뒤로 돌려서 건다.

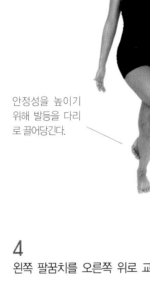

안정성을 높이기
위해 발등을 다리
로 끌어당긴다.

두 다리를 밀착시
킨다.

서 있는 다리의 무
릎을 굽혀서 유지
한다.

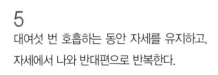

양쪽 팔꿈치를 들
어 올리며 팔꿈치
에서부터 손가락
까지 뻗는다.

서 있는 다리의
근육을 사방에
서 조인다.

4

왼쪽 팔꿈치를 오른쪽 위로 교차시켜 양손
바닥을 서로 붙인다.

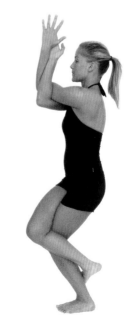

5

대여섯 번 호흡하는 동안 자세를 유지하고,
자세에서 나와 반대편으로 반복한다.

나무 자세

브릭샤아사나

대응자세

▶ 서서 하는 전굴 자세 (우따나아사나)

드리쉬티

▶ 앞쪽
▶ 위쪽

신체적 효능

▶ 평발이 교정된다
▶ 발바닥활, 발목, 종아리, 넓적다리가 강화
  된다
▶ 척추가 늘어난다
▶ 균형 감각이 좋아진다
▶ 어깨, 가슴, 넓적다리, 엉덩부위가 열린다
▶ 혈액 순환이 좋아진다

정신적 효능

▶ 마음이 차분해진다
▶ 균형 감각과 집중력이 발달된다

이 자세를 피해야 하는 경우

▶ 두통
▶ 고혈압 (양손을 심장보다 아래에 둔다)

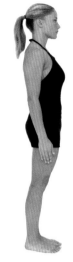

1

타다아사나(50쪽 참고)로 선다.

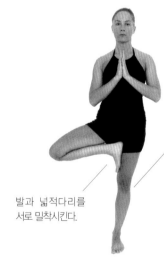

왼쪽 넓적다리의 윗부분을 뒤로 당기고, 꼬리뼈는 아래로 늘이고, 골반의 중심에서부터 왼 다리를 통해 땅으로 뻗는다.

발과 넓적다리를 서로 밀착시킨다.

2

발가락을 넓게 벌리고, 발바닥의 네 모서리를 통해 뿌리내린다. 숨을 들이쉬면서, 발에서부터 골반의 중심까지 근육을 끌어올리고 두 다리를 밀착시킨다. 앞에 있는 한 점에 집중한다. 왼 다리는 강하고 견고하게 유지하며, 숨을 들이쉬면서 오른 다리를 접어 오른발을 왼 넓적다리 안쪽에 붙인다. 가슴 앞에서 두 손을 모아 합장한다.

3

숨을 들이쉬며 엉덩부위에서부터 어깨까지 몸의
옆면을 길게 늘이고, 양쪽 어깨뼈를 등 가운데로
모은다. 귀 옆에서 머리 위로 팔을 뻗어 합장한다.

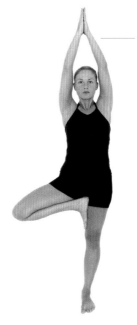

양팔은 최대한 조
여서 뻗은 상태를
유지한다.

4

대여섯 번 호흡하는 동안 자세를 유지한 다음, 팔
과 다리를 동시에 푼다. 반대편으로 자세를 반복
한다.

쉬운 변형자세

1부터 2단계까지 지시를 따르되, 발목 높이까지만
발을 올려붙인다.

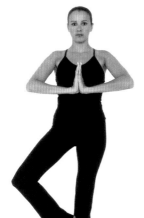

다른 변형자세

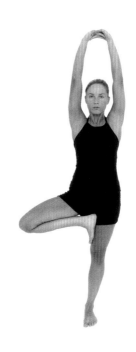

발끝 자세

대응자세

▶ 서서 하는 전굴 자세 (우따나아사나)

드리쉬티

▶ 손끝

▶ 앞쪽

▶ 눈을 감고

신체적 효능

▶ 발바닥활, 발목, 종아리, 넓적다리가 강화된다

▶ 척추가 늘어난다

▶ 균형 감각이 좋아진다

▶ 좌골신경통 증세가 완화된다

▶ 어깨, 가슴, 넓적다리, 엉덩부위가 열린다

▶ 소화력과 혈액 순환이 좋아진다

정신적 효능

▶ 집중력이 좋아진다

▶ 의지력이 발달된다

▶ 마음이 차분해진다

▶ 균형 감각이 발달된다

이 자세를 피해야 하는 경우

▶ 두통

▶ 저혈압

▶ 고혈압

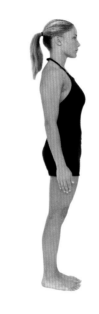

1

타다아사나(50쪽 참고)로 선다.

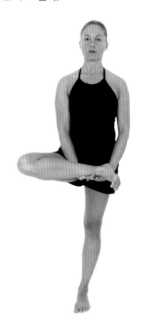

2

왼 다리로 균형을 잡는다. 오른 무릎을 접고, 오른발을 잡아서 무릎을 옆으로 밀어 당긴다. 발꿈치는 배꼽을 향해 위로 든다.

3

오른쪽 발과 다리를 앞으로 돌려 아래로 펴고, 왼쪽 넓적다리가 접히는 부분에 발을 댄다.

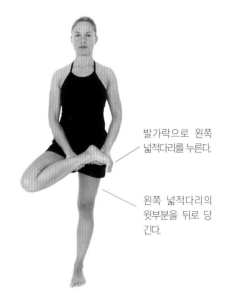

발가락으로 왼쪽 넓적다리를 누른다.

왼쪽 넓적다리의 윗부분을 뒤로 당긴다.

4

허리를 앞으로 굽혀 손으로 바닥을 짚는다.

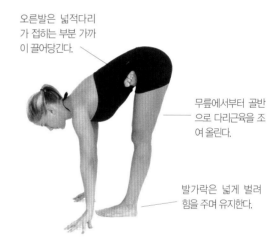

오른발은 넓적다리가 접히는 부분 가까이 끌어당긴다.

무릎에서부터 골반으로 다리근육을 조여 올린다.

발가락은 넓게 벌려 힘을 주며 유지한다.

5

손을 바닥에 짚은 채로 왼 무릎을 굽혀, 왼쪽 발꿈치 위에 앉는다. 왼쪽 발꿈치는 바닥에서 떼어 회음 가까이에 둔다.

6

양손을 들어 합장하면서, 왼쪽 발꿈치 위에 앉아 균형을 잡는다. 대여섯 번 호흡하는 동안 자세를 유지한 다음, 자세에서 나와 반대편으로 반복한다.

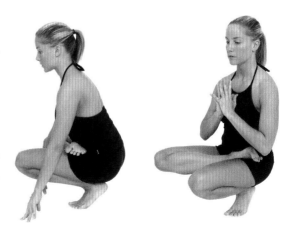

보트 자세

나바아사나

대응자세

▶ 가슴으로 무릎 당기기 자세 (아파나아사나)

드리쉬티

▶ 앞쪽, 엄지발가락

신체적 효능

▶ 코어 힘이 좋아진다
▶ 균형 감각, 소화력, 혈액 순환이 좋아진다
▶ 다리, 엉덩이, 서혜부, 복부, 팔이 강화된다
▶ 척추와 목이 늘어난다
▶ 가슴, 어깨, 목 부위가 열린다
▶ 자세가 개선된다

정신적 효능

▶ 집중력이 좋아진다
▶ 한곳에 집중하는 능력이 발달된다

이 자세를 피해야 하는 경우

▶ 임신 (무릎을 굽힌 자세로 유지한다)
▶ 목이나 허리의 통증/부상 (무릎을 굽힌 자세로 유지한다)
▶ 저혈압
▶ 생리 기간

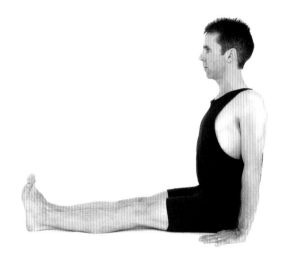

1

단다아사나(192쪽 참고)로 앉는다.

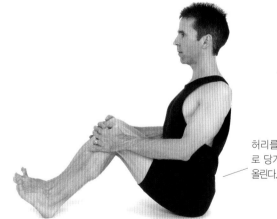

허리를 안으로 당겨 끌어 올린다.

2

무릎을 굽혀 세우고, 양손을 정강이 윗부분에 둔다. 숨을 들이쉬면서 골반의 중심에서부터 정수리 위까지 길게 뻗는다. 손에서부터 어깨까지 근육을 위로 끌어당기고, 등에서 가슴 뒤로 어깨뼈를 모은다.

3

2단계의 모든 동작을 유지한다. 몸을 뒤로 젖히고
엉덩이의 궁둥뼈(좌골)와 꼬리뼈 사이로 균형을
잡는다.

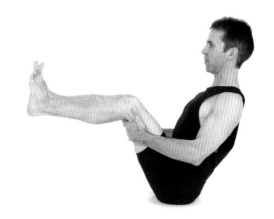

4

숨을 내쉬면서, 다리를 위로 곧게 펴는 동시에 양
팔을 앞으로 뻗는다. 골반의 중심에서부터 다리
안쪽을 통해서는 바깥으로, 정수리를 통해서는 위
로 뻗는다. 손가락에서부터 어깨까지 끌어올려 어
깨뼈를 등 뒤로 더 모은다.

발등을 몸통 쪽으로 당기면서 발가락
을 넓게 벌려, 엄지발가락 아래 둥근 부
분을 앞으로 밀어낸다.

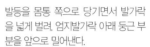

팔을 바닥과 평행하게
뻗고, 손바닥은 안쪽
을 향하게 한다.

5

30~60초 동안, 또는 자세의 모양이 흐트러지지
않는 상태로 최대한 오래 할 수 있는 만큼 유지한
뒤, 자세를 푼다.

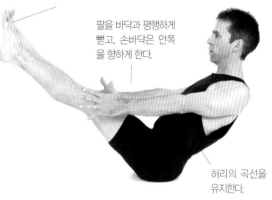

허리의 곡선을
유지한다.

쉬운 변형자세

1부터 5단계까지 순서를 따르되, 발가락 바로 아
래에 벨트를 두른다. 양손으로 벨트의 끝을 잡아
당겨 저항력을 만들고, 발바닥의 둥근 부분으로
벨트를 밀어낸다.

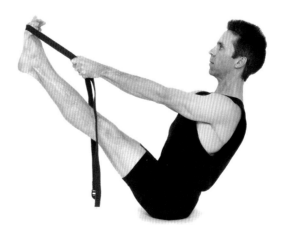

회전하는 반달 자세

파리브리따 아르다 찬드라아사나

대응자세

▶ 서서 하는 전굴 자세 (우따나아사나)

드리쉬티

▶ 위쪽

▶ 앞쪽

▶ 바닥

신체적 효능

▶ 배근육에 탄력이 생긴다

▶ 발, 발목, 무릎, 넓적다리가 강화된다

▶ 오금줄이 스트레칭 된다

▶ 가슴과 허파가 열린다

▶ 소화와 혈액 순환이 촉진된다

▶ 균형 감각이 좋아진다

정신적 효능

▶ 집중력이 좋아진다

▶ 의지력이 발달된다

▶ 정신적 기능이 활성화된다

이 자세를 피해야 하는 경우

▶ 무릎 부상

▶ 목 부상 (시선을 바닥에 둔다)

▶ 저혈압

▶ 두통

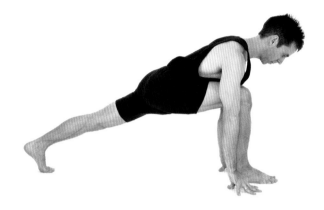

1

오른발을 앞에 두고 왼다리를 뒤로 뻗은 런지 자세로 시작한다.

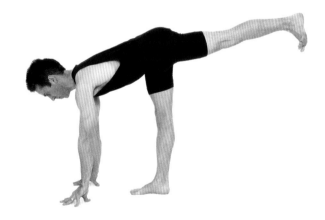

2

숨을 들이쉬면서 오른 다리와 양손 끝으로 균형을 잡으며 왼 다리를 들어 올린다.

3

오른손을 허리에 얹는다. 숨을 들이쉬면서, 오른
쪽 어깨를 귀 쪽으로 움츠렸다 뒤로 돌리고, 가슴
이 오른쪽으로 열리도록 비튼다. 오른팔을 오른쪽
어깨 바로 위로 뻗는다. 숨을 내쉬며 골반에서부
터 발까지 뻗는다. 숨을 들이쉬며, 아랫배에서부
터 머리를 통해서는 위로, 양팔을 통해서는 밖으
로 뻗는다.

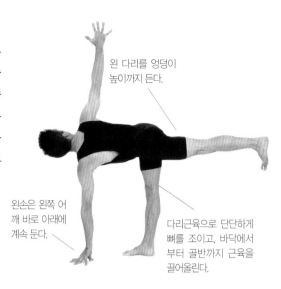

왼 다리를 엉덩이
높이까지 든다.

왼손은 왼쪽 어
깨 바로 아래에
계속 둔다.

다리근육으로 단단하게
뼈를 조이고, 바닥에서
부터 골반까지 근육을
끌어올린다.

4

대여섯 번 호흡하는 동안 자세를 유지한 다음, 아
래를 보며 양손으로 바닥을 짚는다. 숨을 내쉬며
오른 다리를 내려놓는다. 양손을 허리에 얹고, 양
발로 바닥에 뿌리내리며, 숨을 들이쉬면서 선 자
세로 돌아온다. 반대편으로 자세를 반복한다.

쉬운 변형자세

1부터 4단계까지 순서를 따른다. 아래쪽 손 밑에
블록을 받쳐 지지한다.

다른 변형자세

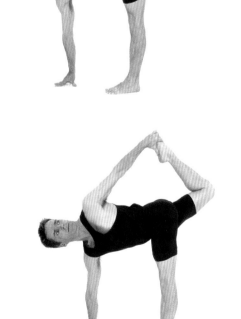

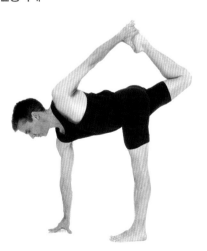

89

선 다리 뻗기 자세

웃티타 하스타 파당구쉬타아사나

대응자세

▶ 산 자세 (타다아사나)

드리쉬티

▶ 앞쪽

▶ 다리 위, 엄지발가락

▶ 선 다리 쪽 어깨 너머

신체적 효능

▶ 균형 감각이 좋아진다

▶ 발바닥활, 발목, 종아리, 넓적다리가 강화된다

▶ 오금줄이 스트레칭 된다

▶ 척추가 늘어난다

정신적 효능

▶ 집중력이 좋아진다

▶ 의지력이 발달된다

▶ 정신적 기능이 활성화된다

▶ 균형 감각이 발달된다

이 자세를 피해야 하는 경우

▶ 무릎, 발목, 또는 고관절 부상 (무릎을 굽혀 가슴으로 가져온다)

▶ 어지럼증

▶ 탈장

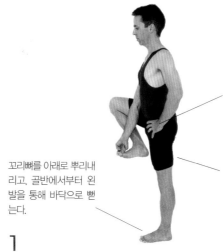

왼손은 허리 위에 얹는다.

왼쪽 엉덩관절(고관절)이 발목 바로 위에 올 때까지 왼쪽 넓적다리의 윗부분을 뒤로 당긴다.

꼬리뼈를 아래로 뿌리내리고, 골반에서부터 왼발을 통해 바닥으로 뻗는다.

1

타다아사나(50쪽 참고)로 선다. 발가락을 넓게 벌려서 양발의 네 모서리를 통해 바닥에 뿌리내린다. 숨을 들이쉬면서, 발에서부터 골반의 중심까지 근육을 끌어올린다. 오른 다리를 굽히고, 오른팔을 다리 안쪽으로 가져와서, 오른손 검지와 중지로 엄지발가락을 잡는다.

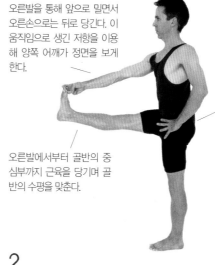

오른발을 통해 앞으로 밀면서 오른손으로는 뒤로 당긴다. 이 움직임으로 생긴 저항을 이용해 양쪽 어깨가 정면을 보게 한다.

허리선에서부터 겨드랑이까지 길게 늘이며 어깨를 뒤로 젖히면서, 가슴 뒤에서 어깨뼈를 더욱 등 쪽으로 감아 온다.

오른발에서부터 골반의 중심부까지 근육을 당기며 골반의 수평을 맞춘다.

2

오른쪽 엉덩이를 낮추어 양쪽 골반을 수평으로 맞춘다. 다리와 몸통은 견고하게 유지한다. 숨을 내쉬면서 오른 다리를 일자로 뻗어 바닥과 평행이 되게 한다.

3

오른 다리로 바깥을 향해 나선형을 그리며(회전하며) 오른쪽 엉덩이를 낮춘다. 숨을 내쉬면서 오른 다리를 오른쪽으로 보낸다.

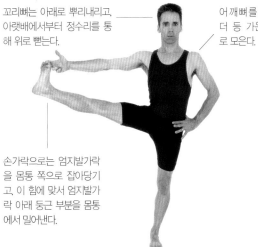

꼬리뼈는 아래로 뿌리내리고, 아랫배에서부터 정수리를 통해 위로 뻗는다.

어깨뼈를 좀 더 등 가운데로 모은다.

손가락으로는 엄지발가락을 몸통 쪽으로 잡아당기고, 이 힘에 맞서 엄지발가락 아래 둥근 부분을 몸통에서 밀어낸다.

4

왼팔은 옆으로 뻗어 바닥과 평행하게 하고, 손바닥이 아래를 향하게 한다. 시선은 왼쪽으로 돌린다. 두세 번 호흡하는 동안 자세를 유지한다. 자세를 풀고 반대편으로 반복한다.

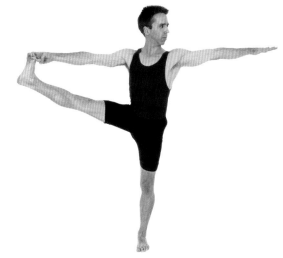

쉬운 변형자세

1부터 2단계까지 순서를 따른다. 왼발의 발가락 바로 아랫부분을 벨트로 감아쥔다.

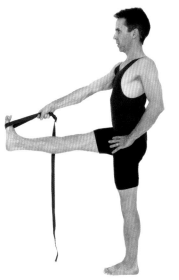

전사 자세 Ⅲ

비라바드라아사나 Ⅲ

대응자세

▶ 서서 하는 전굴 자세 (우따나아사나)

드리쉬티

▶ 정면
▶ 바닥

신체적 효능

▶ 발, 발목, 종아리, 무릎, 넓적다리가 강화된다
▶ 혈액 순환이 좋아진다
▶ 근지구력이 강화된다
▶ 균형 감각이 좋아진다
▶ 엉덩부위와 서혜부가 스트레칭 된다

정신적 효능

▶ 집중력이 좋아진다
▶ 의지력이 발달된다
▶ 정신적 기능이 활성화된다

이 자세를 피해야 하는 경우

▶ 발목 부상
▶ 무릎 부상

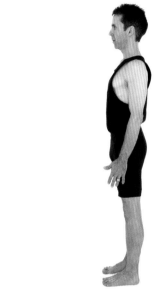

1
타다아사나(50쪽 참고)로 선다.

양팔을 귀 옆으로 나란히 유지한다.

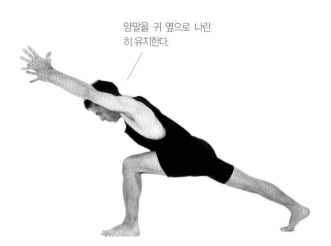

2
숨을 내쉬면서, 왼발을 앞으로 내디디며 무릎을 90도로 굽힌다. 몸을 앞으로 숙여 배를 넓적다리 위에 붙인다. 귀 옆으로 팔을 뻗는다.

3

숨을 들이쉬면서 열기구처럼 몸통을 띄워 올리고, 오른 다리를 뒤로 뻗으면서 왼 다리로 균형을 잡는다. 오른 다리를 돌려서, 오른 무릎과 발끝이 똑바로 바닥을 향하게 한다. 오른쪽 서혜부에서부터 오른 발목 안쪽을 통해 밖으로 뻗는다.

왼쪽 골반과 거의 수평이 될 때까지 오른쪽 골반을 낮춘다

골반의 중심에서부터 두 다리를 통해서는 아래로 뻗고, 정수리와 손끝을 통해서는 앞으로 뻗는다.

무릎 위의 근육들을 단단하게 조여 다리를 곧게 유지한다.

4

대여섯 번 호흡하는 동안 자세를 유지한다. 다리 근육을 계속 강하게 조이면서 자세에서 나오고, 천천히 몸을 낮추면서 손끝으로 왼쪽 발목 옆 바닥을 짚어, 오른 다리를 뻗은 런지 자세로 들어온다. 반대편으로 자세를 반복한다.

춤의 신 자세

나타라자아사나

대응자세

▶ 서서 하는 전굴 자세 (우따나아사나)

드리쉬티

▶ 정면, 손끝

신체적 효능

▶ 생리통 완화에 도움이 된다

▶ 균형을 잡는 능력이 발달된다

▶ 다리근육과 발바닥활이 강화된다

▶ 가슴과 어깨가 열린다

▶ 폐활량이 늘어난다

▶ 척추가 튼튼해진다

정신적 효능

▶ 마음에 활력이 생긴다

▶ 가벼운 우울증과 불안감이 완화된다

▶ 스트레스가 줄어든다

이 자세를 피해야 하는 경우

▶ 무릎 부상

▶ 어지럼증

▶ 고혈압

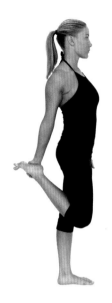

1

타다아사나(50쪽 참고)로 선다. 오른 다리를 뒤로 굽혀 발 안쪽을 잡는다.

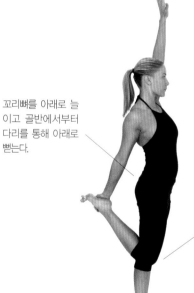

꼬리뼈를 아래로 늘이고 골반에서부터 다리를 통해 아래로 뻗는다.

오른 무릎을 뒤로 당겨 왼 무릎과 나란히 맞추고, 오른쪽 넓적다리를 몸의 중심선 쪽으로 당겨 온다.

2

숨을 들이쉬며 왼팔을 위로 뻗는다.

3

숨을 내쉬며 오른다리를 뒤로 보낸다.

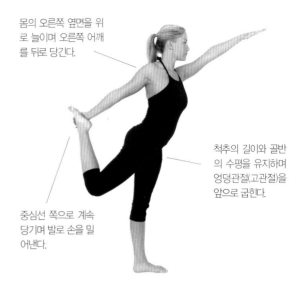

몸의 오른쪽 옆면을 위로 늘이며 오른쪽 어깨를 뒤로 당긴다.

척추의 길이와 골반의 수평을 유지하며 엉덩관절(고관절)을 앞으로 굽힌다.

중심선 쪽으로 계속 당기며 발로 손을 밀어낸다.

4

숨을 내쉬면서 엉덩이에서부터 몸의 뒷면을 굽히며, 몸통을 바닥과 평행하게 한 후 오른 다리를 하늘로 뻗는다.

5

두세 번 호흡하는 동안 자세를 유지한 다음, 숨을 내쉰다. 자세를 풀고 반대편으로 반복한다.

숨을 들이쉬면서 골반의 중심에서부터 정수리까지 위로 뻗는다.

꼬리뼈를 아래로 늘이고, 골반의 중심에서부터 오른 다리를 통해서는 바깥으로, 왼 다리를 통해서는 아래로 뻗는다.

다리근육으로 뼈를 조이며, 특히 오른쪽 무릎 위의 근육을 단단하게 만든다.

쉬운 변형자세

벨트를 사용해 발을 잡는다.

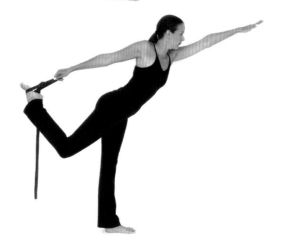

반달 자세

아르다 찬드라아사나

대응자세

▶ 서서 하는 전굴 자세 (우따나아사나)

드리쉬티

▶ 손끝 너머

▶ 앞쪽

▶ 바닥

신체적 효능

▶ 혈액 순환이 좋아진다

▶ 척추와 허리로 가는 활력이 증가한다.

▶ 발바닥활, 발목, 무릎, 넓적다리가 강화된
   다

▶ 오금줄이 스트레칭 된다

▶ 가슴과 엉덩부위가 열린다

▶ 생리통과 좌골신경통이 완화된다

▶ 균형 감각과 신체 조정력이 좋아진다

정신적 효능

▶ 집중력이 좋아진다

▶ 의지력이 발달된다

▶ 정신적 기능이 활성화된다

▶ 스트레스가 완화된다

이 자세를 피해야 하는 경우

▶ 무릎 부상

▶ 목 부상 (시선을 앞쪽이나 바닥에 둔다)

▶ 저혈압

▶ 어지럼증

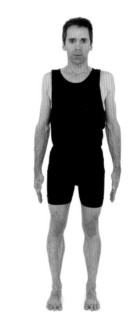

1

타다아사나(50쪽 참고)로 선다.

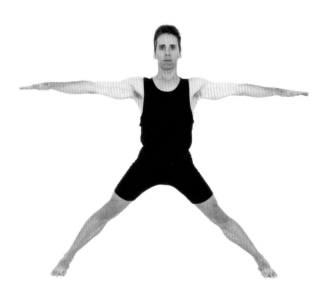

2

두 발을 넓게 벌린다. 숨을 들이쉬며 양팔을 옆으로 뻗는다.

3

왼발을 살짝 안으로 틀고, 오른 다리는 밖으로 돌
려서 똑바로 옆을 보게 한다.

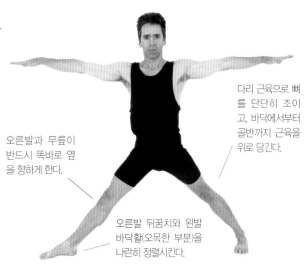

다리 근육으로 뼈
를 단단히 조이
고, 바닥에서부터
골반까지 근육을
위로 당긴다.

오른발과 무릎이
반드시 똑바로 옆
을 향하게 한다.

오른발 뒤꿈치와 왼발
바닥활(오목한 부분)을
나란히 정렬시킨다.

4

숨을 내쉬면서 오른 무릎을 굽히고, 오른손 끝으
로 오른발에서 25~30센티미터 앞을 짚는다.

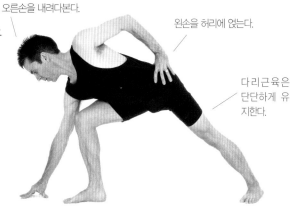

오른손을 내려다본다.

왼손을 허리에 얹는다.

다리근육은
단단하게 유
지한다.

5

숨을 들이쉬면서 왼 다리를 들어 올려 오른 다리
와 오른손으로 균형을 잡는다. 왼팔을 왼쪽 어깨
위로 완전히 뻗는다.

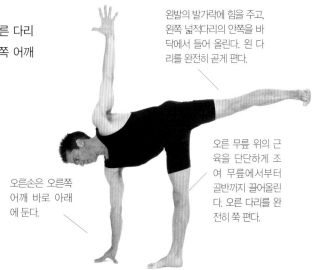

왼발의 발가락에 힘을 주고,
왼쪽 넓적다리의 안쪽을 바
닥에서 들어 올린다. 왼 다
리를 완전히 곧게 편다.

오른 무릎 위의 근
육을 단단하게 조
여 무릎에서부터
골반까지 끌어올린
다. 오른 다리를 완
전히 쭉 편다.

오른손은 오른쪽
어깨 바로 아래
에 둔다.

6

골반에 집중해 균형에 주의를 기울이며, 고개를
돌려 왼손을 올려다본다.

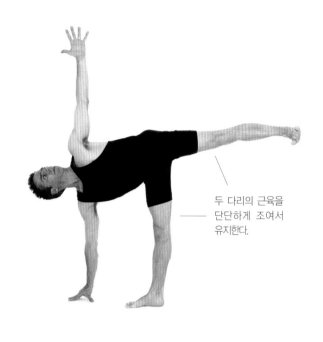

두 다리의 근육을
단단하게 조여서
유지한다.

7

두세 번 호흡하는 동안 자세를 유지한 다음, 왼
손을 허리에 얹고 바닥을 내려다본다. 숨을 내
쉬면서 오른 무릎을 굽히고, 왼 다리를 천천히
뒤로 내려놓는다. 양손을 허리에 얹고, 다리를
단단하게 유지하여 천천히 타다아사나로 돌아
온다. 반대편으로 자세를 반복한다.

쉬운 변형자세

1부터 5단계까지 순서를 따른다. 4단계에서는
아래쪽 손 밑에 블록을 받쳐 지지하고, 위쪽의
손은 허리에 얹는다.

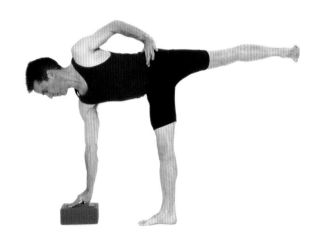

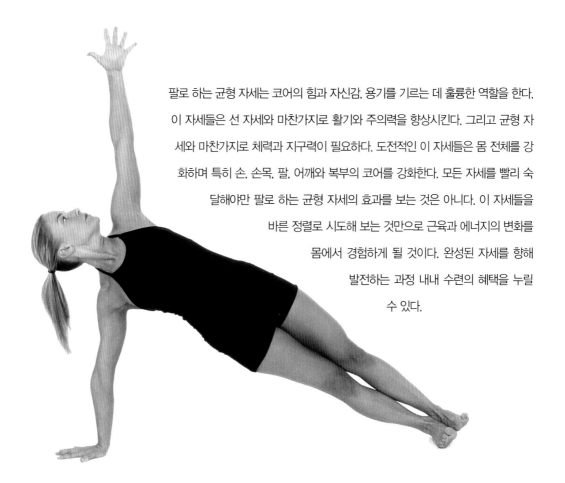

4장
팔로 하는
균형 자세

팔로 하는 균형 자세는 코어의 힘과 자신감, 용기를 기르는 데 훌륭한 역할을 한다. 이 자세들은 선 자세와 마찬가지로 활기와 주의력을 향상시킨다. 그리고 균형 자세와 마찬가지로 체력과 지구력이 필요하다. 도전적인 이 자세들은 몸 전체를 강화하며 특히 손, 손목, 팔, 어깨와 복부의 코어를 강화한다. 모든 자세를 빨리 숙달해야만 팔로 하는 균형 자세의 효과를 보는 것은 아니다. 이 자세들을 바른 정렬로 시도해 보는 것만으로 근육과 에너지의 변화를 몸에서 경험하게 될 것이다. 완성된 자세를 향해 발전하는 과정 내내 수련의 혜택을 누릴 수 있다.

위로 향한 널빤지 자세

푸르보따나아사나

대응자세

▶ 앉은 전굴 자세 (파스치모따나아사나)

드리쉬티

▶ 위쪽

신체적 효능

▶ 균형 감각이 좋아진다
▶ 몸에 활력이 생긴다
▶ 가슴, 어깨, 목 부위가 열린다
▶ 손목, 어깨, 발목관절이 스트레칭 된다
▶ 팔, 다리, 등근육이 스트레칭 된다
▶ 유연성이 좋아지고 자세가 개선된다
▶ 피로가 풀린다

정신적 효능

▶ 집중력이 좋아진다
▶ 한곳에 집중하는 능력이 발달된다

이 자세를 피해야 하는 경우

▶ 손목터널 증후군
▶ 고혈압
▶ 손목이나 팔꿈치, 또는 어깨 부상
▶ 힘줄 염증

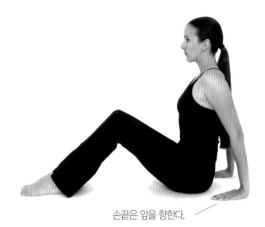

손끝은 앞을 향한다.

1

바닥에 앉아서 다리를 앞으로 곧게 뻗는다. 무릎을 굽히고 두 발을 골반 너비로 벌려 바닥에 붙인다. 양손으로 엉덩이 뒤 바닥을 짚는다. 팔꿈치를 굽히고, 숨을 들이쉬면서 엉덩이에서부터 겨드랑이까지 몸의 옆면을 길게 늘인다. 숨을 내쉬면서, 등에 완만한 곡선이 생기게 하며, 어깨뼈를 등 가운데로 모아 팔을 곧게 편다.

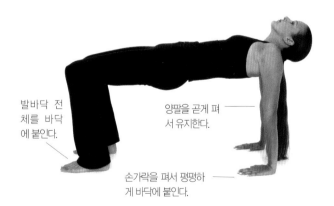

발바닥 전체를 바닥에 붙인다.

양팔을 곧게 펴서 유지한다.

손가락을 펴서 평평하게 바닥에 붙인다.

2

숨을 들이쉬면서, 손과 발로 바닥을 누르며 엉덩이를 바닥에서 들어 올린다. 꼬리뼈를 늘이며 골반의 중심에서부터 무릎까지 뻗어낸다.

3

오른 다리부터 쭉 뻗고, 왼 다리도 뻗는다. 엉덩이를 들어 올린 상태로, 발바닥으로 바닥을 누르며, 발에서부터 골반까지 근육을 끌어올린다.

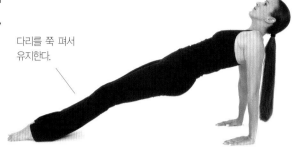

다리를 쭉 펴서 유지한다.

4

숨을 내쉬면서 골반의 중심에서부터 정수리까지 뻗어 낸다. 목의 옆면을 뒤로 당기고, 고개를 뒤로 젖힌다. 두세 번 호흡하는 동안 이 자세를 유지한다. 숨을 내쉬면서 무릎과 팔을 굽히고 엉덩이를 바닥으로 내린다.

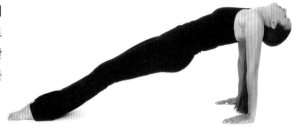

쉬운 변형자세

2단계에서 지시를 따르되, 할 수 있는 만큼만 엉덩이를 들어 올린다.

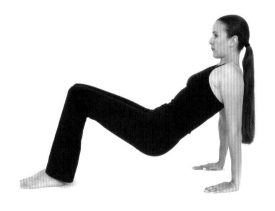

옆으로 기울어진 자세

바시슈타아사나

대응자세

▶ 아기 자세 (발라아사나)

드리쉬티

▶ 올린 손을 향해 위로
▶ 앞쪽
▶ 바닥 쪽 손을 향해 아래로

신체적 효능

▶ 균형 감각이 좋아진다
▶ 코어 힘이 좋아진다
▶ 다리, 팔, 어깨, 손목이 강화된다
▶ 손목이 스트레칭 된다
▶ 척추가 늘어난다

정신적 효능

▶ 집중력이 좋아진다
▶ 한곳에 집중하는 능력이 발달된다

이 자세를 피해야 하는 경우

▶ 손목이나 팔꿈치, 또는 어깨 부상
▶ 손목터널 증후군
▶ 힘줄 염증

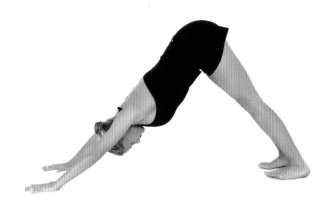

1

다운독 자세(52쪽 참고)로 시작한다.

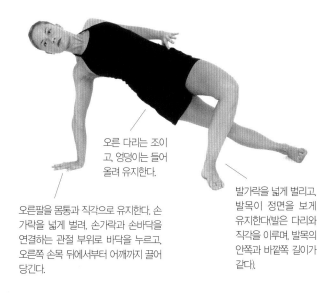

오른 다리는 조이고, 엉덩이는 들어 올려 유지한다.

발가락을 넓게 벌리고, 발목이 정면을 보게 유지한대발은 다리와 직각을 이루며, 발목의 안쪽과 바깥쪽 길이가 같다).

오른팔을 몸통과 직각으로 유지한다. 손가락을 넓게 벌려, 손가락과 손바닥을 연결하는 관절 부위로 바닥을 누르고, 오른쪽 손목 뒤에서부터 어깨까지 끌어 당긴다.

2

오른손을 몸의 중심선을 따라 왼쪽으로 움직여 몸통과 직각을 이루게 한다. 오른발의 바깥 가장자리로 균형을 잡는다. 왼 무릎을 굽혀서, 왼발로 오른 다리 앞쪽 바닥을 디딘다.

3

오른발 위에 왼발을 포개고, 왼팔을 위로 뻗는다.

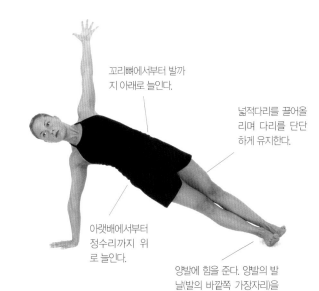

꼬리뼈에서부터 발까지 아래로 늘인다.

넓적다리를 끌어올리며 다리를 단단하게 유지한다.

아랫배에서부터 정수리까지 위로 늘인다.

양발에 힘을 준다. 양발의 발날(발의 바깥쪽 가장자리)을 무릎 쪽으로 끌어당긴다.

4

고개를 들어 왼손의 손가락을 본다. 두세 번 호흡하는 동안 이 자세에 머무른다. 숨을 내쉬면서 팔을 내리고, 다운독 자세를 거쳐 반대편으로 자세를 반복한다.

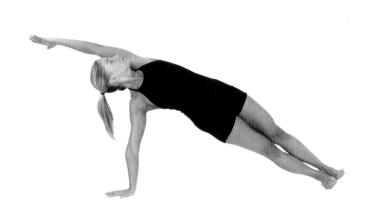

쉬운 변형자세

1부터 2단계까지만 순서를 따르고, 두세 번 호흡하는 동안 그 자세를 유지한다. 다운독 자세를 거쳐 반대편으로 자세를 반복한다.

다른 변형자세

두루미 자세

바카아사나

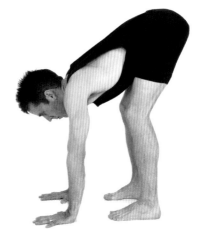

대응자세

▶ 아기 자세 (발라아사나)

드리쉬티

▶ 손끝을 향해 아래쪽과 앞쪽

신체적 효능

▶ 균형 감각과 신체 조정력이 좋아진다

▶ 소화력이 좋아진다

▶ 코어 힘이 생겨 배근육이 강화된다

▶ 엉덩부위와 등이 열린다

▶ 팔과 손목이 강화된다

▶ 손목이 스트레칭 된다

정신적 효능

▶ 집중력이 좋아진다

▶ 한곳에 집중하는 능력이 발달된다

이 자세를 피해야 하는 경우

▶ 손목터널 증후군

▶ 임신

▶ 손목이나 어깨 부상

1

두 발을 골반 너비로 벌리고 서서, 무릎을 굽혀 손바닥 전체로 바닥을 짚는다.

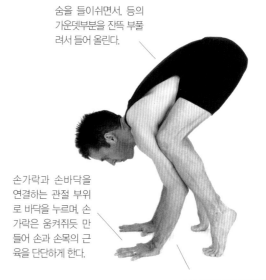

숨을 들이쉬면서, 등의 가운뎃부분을 잔뜩 부풀려서 들어 올린다.

손가락과 손바닥을 연결하는 관절 부위로 바닥을 누르며, 손가락은 움켜쥐듯 만들어 손과 손목의 근육을 단단하게 한다.

손목 뒤에서부터 어깨까지 근육을 당겨 올린다.

2

팔꿈치를 굽히고, 무릎을 위팔 뒤로 가져와 붙인 뒤 발끝으로 서서, 손 쪽으로 몸무게를 기울이기 시작한다.

3

한쪽 다리씩 차례로 들어 올린다.

4

엄지발가락 옆면부터 두 발의 안쪽 가장자리를 맞
대고 서로 누르며, 두 다리를 중심선(척추와 일직선으
로 몸의 코어와 다리 사이를 관통하는) 쪽으로 조인다.

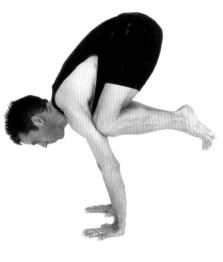

호흡과 함께 등
의 가운뎃부분을
계속 위로 들어
올린다.

발 안쪽 가장자
리와 넓적다리
안쪽을 중심선
쪽으로 조인다.

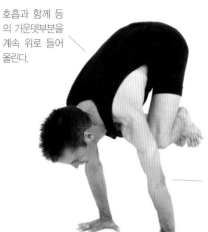

팔을 쭉 편다.

쉬운 변형자세

1부터 4단계까지 순서를 따르되, 등의 가운뎃부분
과 엉덩이를 더 들어 올릴 수 있도록 발밑에 블록
을 받친다.

다른 변형자세

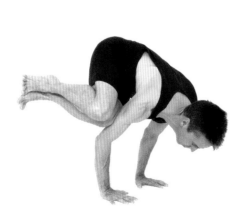

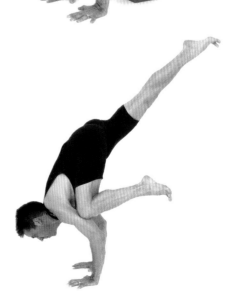

공작 자세

마유라아사나

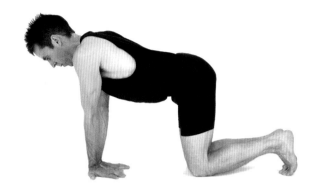

1

양손과 무릎을 바닥에 댄 자세에서 양손을 바깥으로 돌려 손가락이 무릎을 향하게 하고, 새끼손가락끼리 닿게 한다.

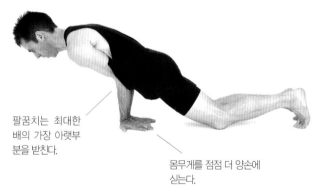

팔꿈치는 최대한 배의 가장 아랫부분을 받친다.

몸무게를 점점 더 양손에 싣는다.

2

팔꿈치를 굽히고 양손을 붙인 뒤, 몸을 앞으로 기울여 배는 팔꿈치로, 가슴은 위팔로 받친다. 여성들은 공간을 두어 가슴을 압박하지 않도록 위팔 사이를 좀 더 떼야 할 수도 있다.

3

다리를 쭉 펴고, 몸무게를 앞으로 가져와 양팔과
양손 위에서 균형을 잡는다.

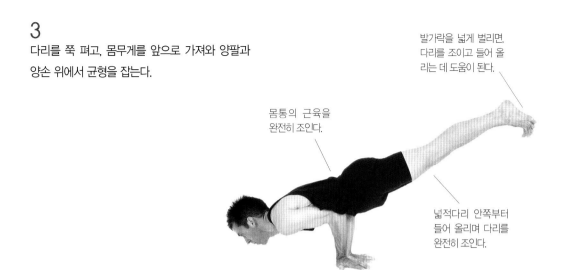

발가락을 넓게 벌리면,
다리를 조이고 들어 올
리는 데 도움이 된다.

몸통의 근육을
완전히 조인다.

넓적다리 안쪽부터
들어 올리며 다리를
완전히 조인다.

쉬운 변형자세

무릎과 발을 바닥에 댄 상태로 몸통만 잠시 들어
올리는 연습을 한다.

다른 변형자세

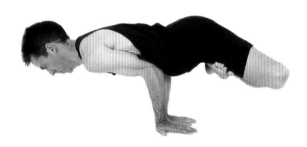

사지 막대 자세

차투랑가 단다아사나

대응자세

▶ 다운독 자세 (아도 무카 슈바나아사나)

드리쉬티

▶ 바닥

▶ 앞쪽

신체적 효능

▶ 다리, 엉덩이, 등, 배, 어깨, 팔, 손목이 강화된다

▶ 혈액 순환과 소화력이 좋아진다

▶ 경미한 힘줄 염증과 피로완화에 도움이 된다

▶ 몸에 활력이 생긴다

▶ 코어 힘이 좋아진다

정신적 효능

▶ 집중력이 좋아진다

▶ 한곳에 집중하는 능력이 발달된다

이 자세를 피해야 하는 경우

▶ 손목터널 증후군

▶ 임신 (쉬운 변형자세를 한다)

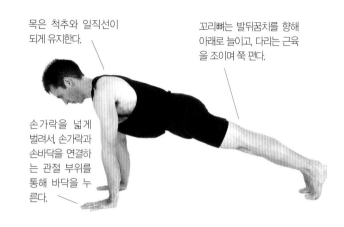

목은 척추와 일직선이 되게 유지한다.

꼬리뼈는 발뒤꿈치를 향해 아래로 늘이고, 다리는 근육을 조이며 쭉 편다.

손가락을 넓게 벌려서, 손가락과 손바닥을 연결하는 관절 부위를 통해 바닥을 누른다.

1

널빤지(플랭크) 자세를 취한다. 팔을 곧게 펴서, 양손이 어깨 아래로 오게 한다. 다리를 뒤로 뻗고 발끝을 몸 쪽으로 당긴다. 허리선의 옆면을 들어 올린다. 들어 올린 상태로 어깨뼈를 등 가운데로 모은다.

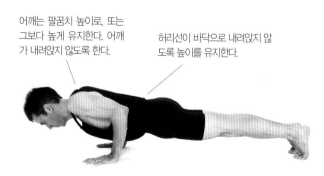

어깨는 팔꿈치 높이로, 또는 그보다 높게 유지한다. 어깨가 내려앉지 않도록 한다.

허리선이 바닥으로 내려앉지 않도록 높이를 유지한다.

2

1단계의 모든 동작을 유지한다. 숨을 내쉬면서, 위팔이 바닥과 평행할 때까지 몸을 낮춘다.

3

두세 번 호흡하는 동안 자세를 유지한다. 몸을 바닥에 내려 자세를 푼다.

쉬운 변형자세

1부터 2단계까지 따르되, 무릎을 바닥에 대고 한다.

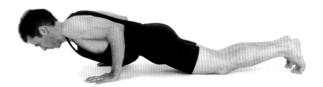

5장
거꾸로 서는 자세

거꾸로 서는 자세(역자세)는 중력의 영향을 거꾸로 뒤집어서 몸 전체에 활력을 불어넣는다. 이 자세들은 혈액과 림프의 통상적인 흐름을 거꾸로 뒤집어서 뇌로 가게 하고 장기와 신경계에 활기를 준다. 거꾸로 서는 자세를 하고 나면 평소의 순환 패턴에 새로운 활기가 보충된다. 거꾸로 서는 자세는 또한 상체와 신경계를 강화하고, 소화와 배출 기능을 개선한다. 이 자세는 초점을 맞추고 집중하는 능력이 요구되며, 분명한 지각력과 평형감이 개발되고 마음이 더욱 평온해진다. 일반적으로 임신 중에는 수련하지 않으며, 생리 중에도 하지 않아야 한다.

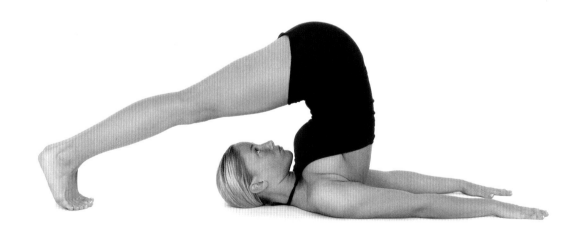

어깨서기 자세

사르방가아사나

대응자세

▶ 누워서 휴식

드리쉬티

▶ 발끝

신체적 효능

▶ 목, 어깨, 마름근이 스트레칭 되고 강화된다

▶ 불면증이 완화된다

▶ 부비강 압력이 줄어든다

▶ 혈액 순환이 좋아진다

▶ 갱년기 증후군 완화에 도움이 된다

▶ 갑상샘과 부갑상샘, 전립선의 기능이 활성화된다

▶ 하지 정맥류 증상이 완화된다

정신적 효능

▶ 가벼운 우울증, 스트레스가 완화된다

▶ 마음이 차분해진다

이 자세를 피해야 하는 경우

▶ 목이나 척추사이원반(디스크) 부상 (쉬운 변형자세를 한다)

▶ 생리 기간

▶ 임신 (임신 3개월 동안에는 하지 않는다)

▶ 고혈압

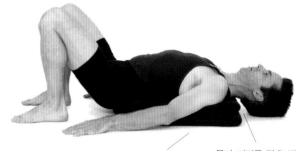

담요는 표면이 단단하고 모서리가 빳빳하게 접는다.

목과 머리를 담요 밖에 두어 목뼈(경추)의 자연스러운 곡선을 유지한다.

1

두세 번 접은 담요 가장자리에 어깨 윗부분을 대고 눕는다. 무릎을 굽혀 발바닥 전체를 바닥에 댄다.

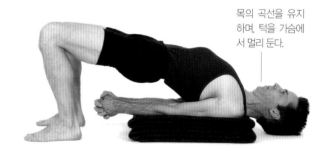

목의 곡선을 유지하며, 턱을 가슴에서 멀리 둔다.

2

엉덩이를 담요에서 들어 올리고, 몸통 아래에서 양손으로 깍지를 낀다. 어깨를 한쪽씩 척추 쪽으로 귀와 가까워지게 움직인다. 이렇게 하면, 목과 어깨뼈의 날개 부분이 들려 올라간다.

3

엉덩이를 담요로 내린다. 다리를 머리 뒤로 넘기고 발이 바닥에 닿게 하여 할라아사나(쟁기) 자세 (114쪽 참고)를 취한다.

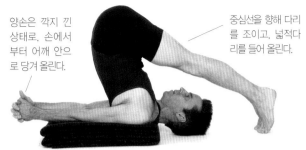

양손은 깍지 낀 상태로, 손에서부터 어깨 안으로 당겨 올린다.

중심선을 향해 다리를 조이고, 넓적다리를 들어 올린다.

4

손으로 등을 받친 뒤 두 다리를 위로 들어 올린다. 양쪽 넓적다리는 윗부분을 안쪽으로 돌리며 뒤로 당긴다. 넓적다리를 계속 뒤로 당기며 꼬리뼈를 발쪽으로 늘인다.

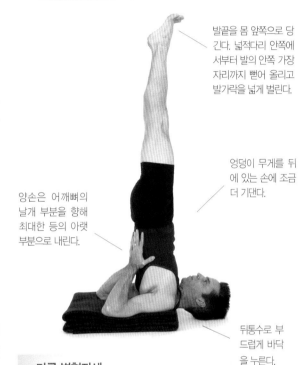

발끝을 몸 앞쪽으로 당긴다. 넓적다리 안쪽에서부터 발의 안쪽 가장자리까지 뻗어 올리고 발가락을 넓게 벌린다.

엉덩이 무게를 뒤에 있는 손에 조금 더 기댄다.

양손은 어깨뼈의 날개 부분을 향해 최대한 등의 아랫부분으로 내린다.

뒤통수로 부드럽게 바닥을 누른다.

쉬운 변형자세

벽에 다리 올리기 자세(116쪽 참고)를 한다. 즉, 볼스터나 담요 위에 엉덩이를 받치고 누워서 벽에 다리를 올린다.

다른 변형자세

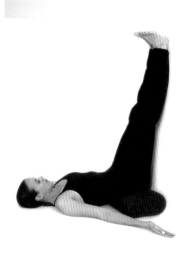
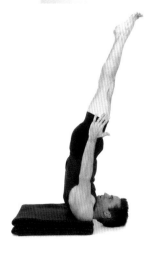
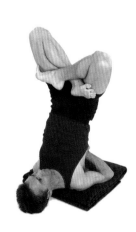

쟁기 자세

할라아사나

대응자세

▶ 누워서 휴식

드리쉬티

▶ 넓적다리 윗부분

신체적 효능

▶ 허리 통증 완화에 도움이 된다

▶ 갑상샘과 부갑상샘이 자극된다

▶ 어깨가 스트레칭 된다

▶ 척추가 강화된다

▶ 불면증이 완화된다

▶ 갱년기 증후군 완화에 도움이 된다

정신적 효능

▶ 마음이 차분해진다

▶ 가벼운 스트레스와 불안감이 줄어든다

이 자세를 피해야 하는 경우

▶ 생리 기간

▶ 목 부상 (쉬운 변형자세를 한다)

▶ 천식

▶ 임신

▶ 고혈압

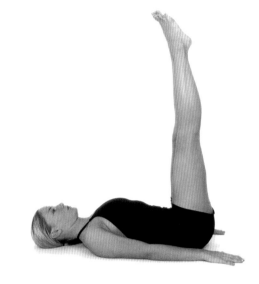

1
바닥에 반듯이 누워서, 무릎을 굽혀 가슴으로 당긴 다음 발을 천장 쪽으로 뻗으며 다리를 수직으로 뻗는다.

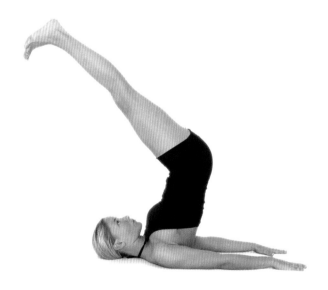

2
깊게 숨을 들이쉬면서, 손으로 바닥을 누르며 다리를 머리 위로 넘겨 앞으로 보낸다.

3

발가락을 바닥에 대고, 엉덩이는 어깨 위로 오게 한다. 대여섯 번 호흡하는 동안 이 자세를 유지한다. 손에 의지해 자세를 유지하며 천천히 바닥으로 등을 굴려 자세에서 나온다.

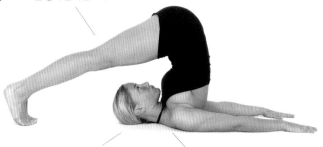

발가락은 넓게 벌리고, 두 다리는 중심선(척추와 일직선으로 몸의 코어를 관통하는)을 향해 조이며. 넓적다리는 천장을 향해 들어 올린다.

뒤통수로 바닥을 누르며. 턱을 가슴에서 멀리 떼면서 목의 곡선이 커지게 한다.

어깨뼈를 강하게 등 가운데로 모으며. 손에서부터 어깨까지 근육을 끌어당긴다.

쉬운 변형자세

1부터 3단계까지 순서를 따르되. 담요 두 장을 접어서 어깨 밑에 받친다. 머리와 목을 바닥에 두어 목의 자연스러운 곡선을 유지한다.

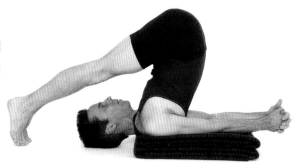

다른 변형자세

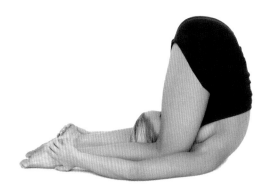

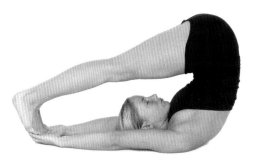

벽에 다리 올리기 자세

비파리타 카라니

대응자세

▶ 송장 자세 (사바아사나)

드리쉬티

▶ 눈을 감고

신체적 효능

▶ 다리와 발의 피로가 풀린다

▶ 부종과 하지 정맥류가 예방된다

▶ 신경계가 안정된다

▶ 가벼운 허리 통증, 두통, 불면증이 완화된
다

▶ 관절염 증세가 완화된다

▶ 비뇨기, 호흡기 질환이 완화된다

▶ 혈액 순환이 증진된다

정신적 효능

▶ 마음이 차분해진다

▶ 가벼운 우울증, 스트레스, 불안감이 완화된
다

이 자세를 피해야 하는 경우

▶ 녹내장

▶ 심각한 목이나 허리 부상

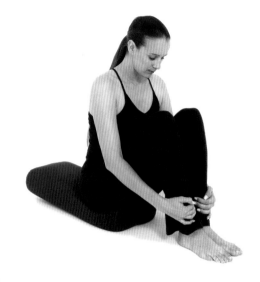

1

벽 아래에 볼스터나 접은 담요를 놓고 왼쪽 엉덩이를 벽 쪽에 붙이
며 그 위에 앉는다. 무릎을 굽혀 세운다.

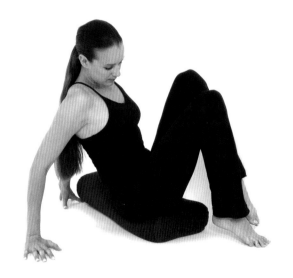

2

양손을 몸 뒤로 가져가 바닥을 짚은 뒤 몸통을 뒤로 기울인다.

3

엉덩이를 돌려 두 발을 벽에 올리며, 등을 뒤로 기
울여 손에 기댄다.

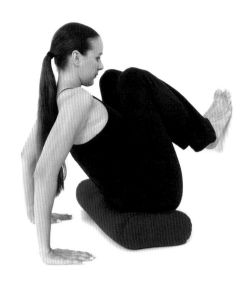

4

엉덩이를 벽 가까이에 붙여 등을 대고 눕는다. 손
바닥을 위로 하여 옆으로 팔을 뻗고 휴식한다. 부
드럽고 고르게 호흡하며, 눈을 감고서 이 자세로
이완한다.

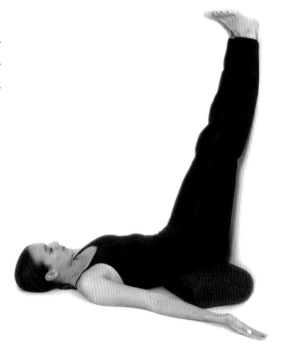

머리서기 자세

쉬르샤아사나

대응자세

▶ 아기 자세 (발라아사나)

드리쉬티

▶ 코끝

신체적 효능

▶ 전립선과 뇌하수체가 자극된다
▶ 소화력이 좋아진다
▶ 척추 근육이 강화된다
▶ 팔, 다리, 복부가 강화된다
▶ 혈액 순환이 좋아진다
▶ 하지 정맥류 증상이 완화된다

정신적 효능

▶ 마음이 차분해진다
▶ 가벼운 스트레스와 불안감이 줄어든다

이 자세를 피해야 하는 경우

▶ 심장 질환
▶ 목이나 척추 부상
▶ 생리 기간
▶ 고혈압
▶ 두통
▶ 임신 (임신 3개월 동안에는 하지 않는다)
▶ 녹내장

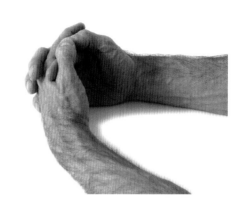

1

아래팔과 무릎을 바닥에 대고 시작한다. 검지와 중지에 특별히 신경을 써서 단단하게 깍지를 낀다. 두 손으로 컵 모양을 만든다. 새끼손가락 쪽으로 바닥을 단단히 누르고, 아래팔을 바닥에 붙인다. 손목은 바닥에서 수직으로 세운다

뒤통수가 손바닥의 불룩한 부분에 닿는다.

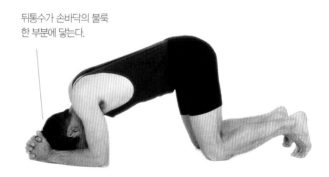

2

무릎을 걷듯이 움직여 엉덩이를 뒤로 약간 빼고, 몸의 옆면을 허리선에서부터 어깨까지 길게 늘인다. 숨을 내쉬면서, 바닥을 향해 가슴을 이완하고, 양쪽 어깨뼈를 등 가운데로 조인다. 정수리를 바닥에 댄다.

3
다리를 곧게 펴서 머리 쪽으로 걸어 들어온다. 어깨뼈를 등 가운데로 조인 상태에서 엉덩이가 어깨 바로 위에 오게 한다.

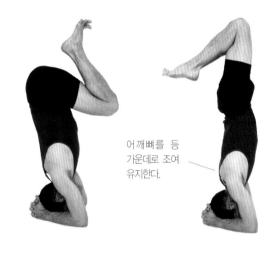

팔꿈치 사이 간격을 어깨 너비와 같게 유지한다.

4
무릎을 굽히고, 복부 코어의 힘을 이용해 바닥에서 발을 살짝 들어 올리거나 깡충 뛴다.

5
무릎이 어깨 위에 바로 오도록 들어 올리고, 꼬리뼈는 천장을 향해 위로 늘이면서 다리 사이를 조인다. 머리와 아래팔 사이로 몸무게를 분배한다. 머리를 바닥 쪽으로 힘차게 뻗어서 목이 눌리지 않게 한다.

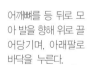

어깨뼈를 등 가운데로 조여 유지한다.

6
몸통 위로 다리를 곧게 뻗는다. 넓적다리를 중심선 쪽으로 조이며 다리를 곧게 편다. 발끝을 몸 쪽으로 당기고 발가락을 넓게 벌린 뒤, 발의 바깥쪽 가장자리를 바닥 쪽으로 끌어당긴다.

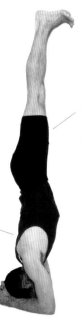
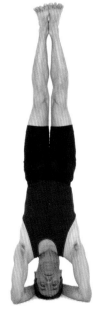

넓적다리 안쪽 윗부분에서부터 발목 안쪽 가장자리까지 뻗는다.

어깨뼈를 등 뒤로 모아 발을 향해 위로 끌어당기며, 아래팔로 바닥을 누른다.

입천장에서부터 정수리까지 아래로 뻗는다.

쉬운 변형자세

머리서기를 준비하는 강화 자세로서 1부터 2단계까지 행하되, 머리는 바닥에서 띄우고, 엉덩이는 어깨 뒤에 비스듬히 두며, 양쪽 어깨뼈를 등에서 강하게 조인다.

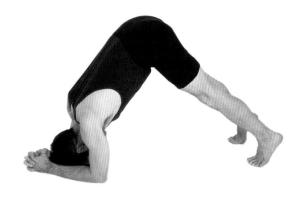

다른 변형자세

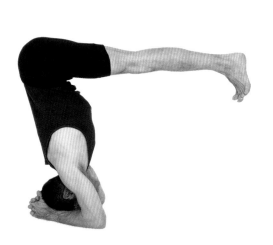

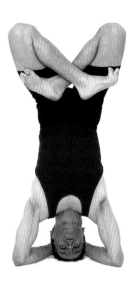

6장
후굴 -
뒤로 굽히기 자세

후굴 자세는 젊음을 되찾게 하고, 힘을 키워 주며, 정신을 일깨운다. 이 자세는 등 위쪽과 가슴, 어깨, 서혜부 앞쪽을 열고, 척추의 유연성을 기르는 데 가장 효과적이다. 후굴 자세들은 억압된 감정 에너지를 다른 어느 종류의 아사나보다 잘 해방시킨다. 이들은 허리와 다리, 어깨에 힘을 키워 주는 동시에 척추를 유연하게 해 준다. 후굴 자세는 열을 내고 활기를 북돋 기 때문에 취침시간 가까이 수련해서 는 안 된다. 후굴 자세를 한 뒤에는 척추가 다시 정렬되도록 비틀기 나 전굴 자세 같은 일련의 진정 시켜주는 자세(대응자세, 카운 터 포즈)를 취해야 한다.

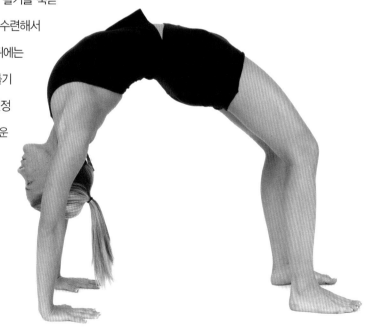

코브라 자세

부장가아사나

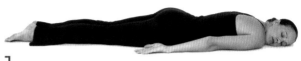

1

배를 대고 엎드린다.

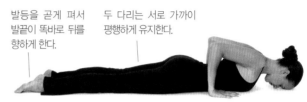

발등을 곧게 펴서 발끝이 똑바로 뒤를 향하게 한다.

두 다리는 서로 가까이 평행하게 유지한다.

2

이마를 바닥에 댄다. 팔꿈치를 굽혀 손바닥으로 갈비뼈 아래 바닥을 짚고, 팔뚝을 바닥과 직각이 되게 세운다. 숨을 내쉬면서 손으로 바닥을 눌러 몸의 옆면을 길게 늘이고, 위팔뼈의 맨 윗부분(머리)을 바닥에서 들어 올린다. 어깨뼈를 등 가운데로 모은다.

골반의 중심에서부터 정수리까지 척추를 통해 위로 뻗는다.

어깨뼈 날개 부분의 아래쪽 끝을 등 가운데로 모으고, 등 뒤 깊숙한 곳부터 시작해 가슴을 들어 올린다.

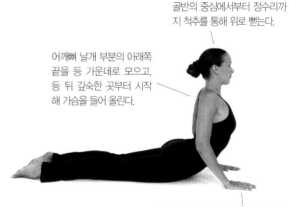

손가락과 손바닥을 연결하는 관절 부위로 바닥을 누르고, 손과 바닥의 저항력을 이용해 몸통을 뒤로 끌어당긴다.

3

열 개의 발톱 모두로 바닥을 누르며, 발에서부터 골반의 중심까지 근육을 끌어올린다. 꼬리뼈는 아래로 고정한다. 숨을 들이쉬면서 손으로 바닥을 누르며, 허리선에서부터 겨드랑이까지 길게 늘인다. 몸통을 들어 올리고, 양쪽 위팔뼈의 맨 윗부분(머리)을 뒤로 고정시킨다.

4

목을 길게 늘인 채로, 목 옆면을 뒤로 밀어당긴 다
음 고개를 뒤로 젖혀 위를 본다.

5

두세 번 호흡하는 동안 자세를 유지한다. 숨을 내
쉬면서 자세를 풀고 엎드려 휴식한다.

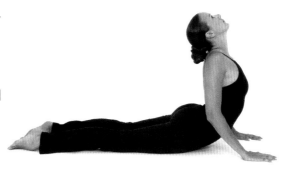

쉬운 변형자세

1부터 3단계까지 순서를 따른다. 아래팔을
바닥에 대고 자세를 유지한다.

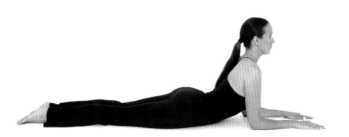

업독 – 위를 바라보는 개 자세

우르드바 무카 슈바나아사나

대응자세

▶ 다운독 자세 (아도 무카 슈바나아사나)

▶ 아기 자세 (발라아사나)

드리쉬티

▶ 앞쪽

▶ 위쪽

신체적 효능

▶ 다리, 엉덩이, 몸통, 어깨, 팔, 손목이 강화 된다

▶ 폐활량이 늘어나며 가슴이 열린다

▶ 어깨와 척추가 스트레칭 된다

▶ 척추가 늘어나고 복강이 열린다

▶ 소화계와 림프계가 자극된다

▶ 자세가 개선된다

정신적 효능

▶ 마음에 활력이 생긴다

▶ 가벼운 우울증, 불안감이 완화된다

▶ 집중력이 좋아진다

이 자세를 피해야 하는 경우

▶ 척추나 목 부상 (쉬운 변형자세를 한다)

▶ 임신 (임신 3개월 이후에는 하지 않는다)

▶ 손목터널 증후군

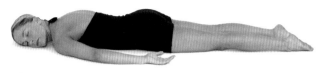

1

배를 대고 엎드린다.

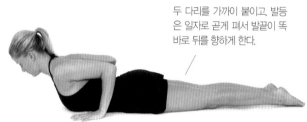

두 다리를 가까이 붙이고, 발등은 일자로 곧게 펴서 발끝이 똑바로 뒤를 향하게 한다.

2

팔을 굽히고, 아래팔이 바닥과 수직이 될 때까지 손바닥을 뒤로 이동한다. 숨을 들이쉬면서, 어깨를 귀 쪽으로 으쓱 올리며 몸의 옆면을 늘인다. 어깨를 바닥에서 들어 올리고, 어깨뼈를 가슴 뒤 등 가운데로 더 모은다.

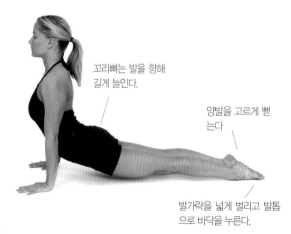

꼬리뼈는 발을 향해 길게 늘인다.

양발을 고르게 뻗는다

발가락을 넓게 벌리고 발톱으로 바닥을 누른다.

3

숨을 내쉬면서 손으로 바닥을 누르고 몸의 옆면을 위로 뻗은 다음, 위팔뼈 맨 윗부분(머리)을 뒤로 당긴다. 어깨뼈를 뒤로 단단히 모으고 팔을 쭉 편다. 무릎 위 근육을 단단하게 하여 다리를 바닥에서 들어 올린다.

4

손가락과 손바닥을 연결하는 관절 부위로 바닥을 누르면서, 바닥이 미는 힘에 맞서 발을 향해 뒤로 손을 끌어당기는 느낌으로 자세를 잡는다. 몸통과 다리를 두 손 사이로 살짝 끌어당긴다. 허리선부터 겨드랑이까지 몸의 옆면을 늘이고, 위팔뼈의 맨 윗부분(머리)을 뒤로 더 당긴다. 목을 길게 늘인 채로, 목 옆면을 뒤로 밀어당긴 다음 고개를 뒤로 젖혀 위를 본다. 두세 번 호흡하는 동안 자세를 유지한 후, 천천히 자세를 풀고 바닥으로 내려온다.

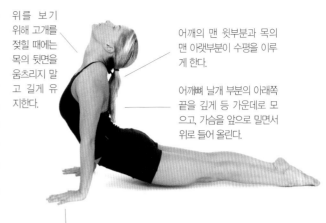

위를 보기 위해 고개를 젖힐 때에는 목의 뒷면을 움츠리지 말고 길게 유지한다.

어깨의 맨 윗부분과 목의 맨 아랫부분이 수평을 이루게 한다.

어깨뼈 날개 부분의 아래쪽 끝을 깊게 등 가운데로 모으고, 가슴을 앞으로 밀면서 위로 들어 올린다.

손가락과 손바닥을 연결하는 관절 부위와 손끝으로 바닥을 힘차게 누르고, 팔 근육을 단단하게 한다.

쉬운 변형자세

넓적다리를 바닥에 댄 채로, 앞의 지시를 따른다.

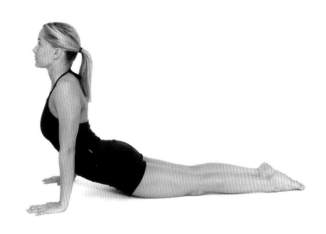

낙타 자세

우슈트라아사나

대응자세

▶ 서서 하는 전굴 자세 (우따나아사나)

▶ 아기 자세 (발라아사나)

드리쉬티

▶ 위쪽

▶ 눈을 감고

신체적 효능

▶ 넓적다리, 몸통, 가슴, 어깨, 목 부분이 스트레칭 된다

▶ 다리, 골반, 허리 부위가 강화된다

▶ 엉덩부위와 엉덩관절 굽힘근이 열린다

▶ 소화에 도움이 된다

▶ 척추 유연성이 향상된다

▶ 자세가 개선된다

정신적 효능

▶ 마음에 활력이 생긴다

▶ 가벼운 우울증, 불안감이 완화된다

▶ 스트레스가 줄어든다

이 자세를 피해야 하는 경우

▶ 척추나 목 부상

▶ 저혈압

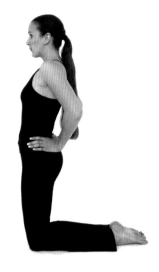

1

무릎을 바닥에 대고 서서, 넓적다리끼리 평행하게 하여 손바닥을 허리에 얹는다. 발등을 일자로 펴서 발끝이 똑바로 뒤를 향하게 하고, 발톱으로 바닥을 누른다. 숨을 들이쉬며 넓적다리를 뒤로 뺀다. 숨을 내쉬면서 꼬리뼈를 말아 넣어 허리를 길게 늘인다.

가슴을 하늘로 들어 올리고, 어깨를 돌려 뒤로 젖힌다.

꼬리뼈를 아래로 뿌리내리며, 골반을 앞으로 내민다.

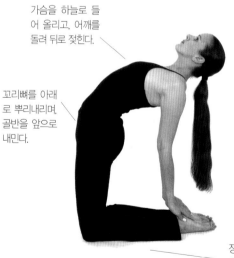

정강이로 바닥을 누른다.

2

숨을 들이쉬면서 골반에서부터 머리까지 길게 뻗는다. 숨을 내쉬면서 손을 뒤로 뻗어 오른발 뒤꿈치에 오른손을 얹는다. 왼손으로 같은 동작을 한다.

3

목을 길게 늘이면서 목 옆면을 뒤로 곧게 밀어 당긴다. 목을 길게 늘인 상태로 고개를 뒤로 젖힌다.

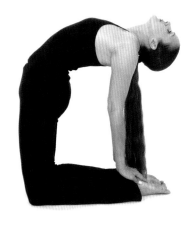

4

손을 부드럽게 밀어 내리면서 발바닥을 덮는다. 두세 번 호흡하는 동안 자세를 유지한다. 숨을 내쉬면서 정강이를 통해 바닥으로 힘차게 뿌리내리며, 가슴 뒤에서부터 들어 올리되 고개를 뒤로 젖힌 상태로 올라온다. 발꿈치를 깔고 앉은 뒤, 두세번 호흡하는 동안 그 자세로 휴식한다.

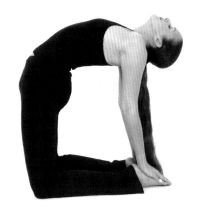

쉬운 변형자세

1부터 4단계까지 순서를 따르되, 양쪽 발목 옆에 각각 블록을 놓고, 양손을 발 대신 블록 위에 얹는다.

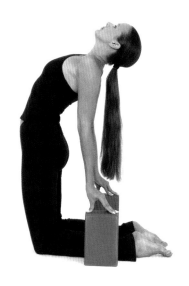

다리 자세

세투 반다 사르방가아사나

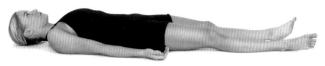

대응자세

▶ 가슴으로 무릎 당기기 자세 (아파나아사나)

드리쉬티

▶ 위쪽

▶ 눈을 감고

신체적 효능

▶ 척추와 어깨의 유연성이 좋아진다

▶ 신경계가 활성화된다

▶ 가슴, 목, 어깨가 열린다

▶ 갑상샘과 부갑상샘이 자극된다

▶ 폐활량이 늘어난다

▶ 생리통과 갱년기 증후군이 완화된다

▶ 고혈압, 천식, 축농증이 완화된다

▶ 피로가 줄어든다

정신적 효능

▶ 마음에 활력이 생긴다

▶ 가벼운 우울증, 불안감이 완화된다

▶ 스트레스가 줄어든다

이 자세를 피해야 하는 경우

▶ 목이나 어깨 부상 (쉬운 변형자세를 한다)

▶ 손목 부상 (4단계를 생략한다)

1

등을 대고 눕는다.

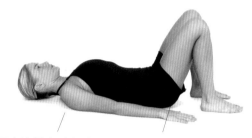

몸의 옆면을 늘이며, 어깨로 바닥을 누르고, 어깨뼈를 더욱 등 가운데로 가져온다.

궁둥뼈(좌골)로 바닥을 눌러서 허리에 자연스러운 곡선을 만든다.

2

무릎을 굽혀 세우고, 발은 서로 평행하게 골반 너비로 벌린다.

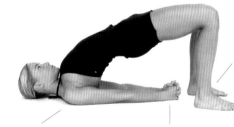

발꿈치를 아래로 누르면서 발을 어깨 쪽으로 끌어당기듯 힘을 주어 오금줄(햄스트링)을 단단하게 한다.

몸의 옆면을 길게 늘인 채로, 어깨뼈를 더 깊게 등 가운데로 감아 온다.

손과 팔을 아래로 누르며 엉덩이를 들어 올린다.

3

숨을 들이쉬면서, 발로 바닥을 누르고 엉덩이를 들어 올린다. 꼬리뼈를 늘이고, 골반에서부터 무릎까지 뻗어 낸다. 등 밑에서 양손을 깍지 끼고, 어깨뼈를 더욱 등 가운데로 모으며, 오른쪽과 왼쪽 어깨를 한쪽씩 등 아래로 말아 넣는다.

4

두 발로 바닥을 누르고, 숨을 들이쉬며 엉덩이를 더 높이 들어 올린다. 양손의 깍지를 풀고, 몸무게를 오른쪽으로 살짝 옮긴 다음, 왼손을 들어 손바닥으로 갈비뼈 뒤를 받친다. 반대편으로도 이 동작을 한다. 두세 번 호흡하는 동안 자세를 유지한 다음, 손을 풀고 천천히 엉덩이를 바닥에 내려놓는다.

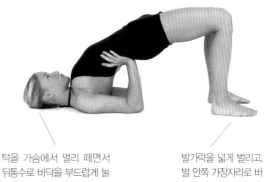

턱을 가슴에서 멀리 떼면서 뒤통수로 바닥을 부드럽게 눌러, 목에 자연스러운 곡선이 생기면서 견고해지게 한다.

발가락을 넓게 벌리고, 발 안쪽 가장자리로 바닥을 눌러서 넓적다리를 평행하게 당긴다.

쉬운 변형자세

1부터 4단계까지 순서를 따른다. 팔을 몸 옆에 붙이고 손바닥은 아래로 향하게 한다. 필요하면 담요로 어깨를 받친다.

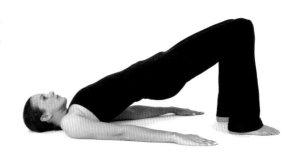

활 자세

다누라아사나

대응자세

▶ 배를 대고 엎드리기

▶ 아기 자세 (발라아사나)

▶ 다운독 자세 (아도 무카 슈바나아사나)

드리쉬티

▶ 앞쪽

▶ 바닥, 코 바로 밑

신체적 효능

▶ 발목, 종아리, 넓적다리, 척추가 스트레칭
된다

▶ 척추가 강화된다

▶ 가슴과 목 부위가 열린다

▶ 소화에 도움이 된다

▶ 몸에 활력이 생긴다

정신적 효능

▶ 마음에 활력이 생긴다

▶ 가벼운 스트레스와 불안감이 완화된다

▶ 스트레스가 줄어든다

이 자세를 피해야 하는 경우

▶ 무릎이나 허리 부상

▶ 목 부상 (시선을 계속 바닥에 둔다)

▶ 임신

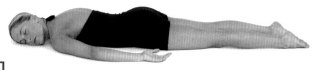

1

배를 대고 엎드린다.

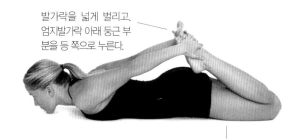

발가락을 넓게 벌리고,
엄지발가락 아래 둥근 부
분을 등 쪽으로 누른다.

넓적다리를 평행하게 한다.

2

턱을 바닥에 내려놓는다. 숨을 들이쉬면서 무릎을 뒤로 굽힌 다음,
발등을 잡는다.

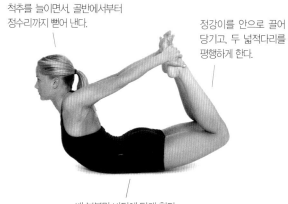

척추를 늘이면서, 골반에서부터
정수리까지 뻗어 낸다.

정강이를 안으로 끌어
당기고, 두 넓적다리를
평행하게 한다.

배 부분만 바닥에 닿게 한다.

3

숨을 들이쉬며 무릎으로 바닥을 누르고, 엉덩이를 들어 올린다. 숨
을 내쉬며 꼬리뼈를 당겨, 무릎 쪽으로 길게 뻗는다. 다시 숨을 들
이쉬면서 엉덩이 옆에서부터 겨드랑이까지 몸의 옆면을 늘인다. 숨
을 내쉬면서 가슴 뒤에서 어깨뼈를 등 가운데로 모으고, 발로 힘차
게 손을 누르며, 다리와 몸통을 바닥에서 들어 올린다. 두세 번 호
흡하는 동안 자세를 유지한다. 숨을 내쉬면서 무릎을 내리고, 손을
풀며, 바닥에 배를 대고 휴식한다.

쉬운 변형자세

1단계만 한다. 숨을 들이쉬면서 가슴과 머리, 팔,
다리를 바닥에서 들어 올린다.

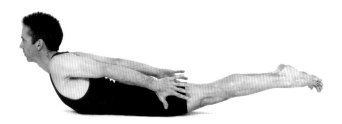

다른 변형자세

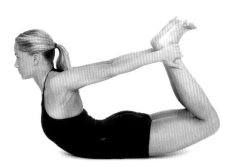

메뚜기 자세

샬라바아사나

드리쉬티

▶ 앞쪽

▶ 코끝

신체적 효능

▶ 척추가 늘어난다

▶ 가슴, 어깨, 목 부위가 열린다

▶ 다리, 엉덩이, 어깨, 팔이 강화된다

▶ 복부가 탄탄해지고 소화에 도움이 된다

▶ 혈액 순환이 촉진된다

▶ 유연성이 좋아진다

▶ 자세가 개선된다

정신적 효능

▶ 스트레스가 줄어든다

▶ 가벼운 우울증, 불안감이 완화된다

▶ 마음에 활력이 생긴다

이 자세를 피해야 하는 경우

▶ 두통

▶ 고혈압

▶ 척추나 목 부상 (쉬운 변형자세를 한다)

▶ 임신

1

배를 대고 엎드린다. 팔을 옆구리에 붙여서 뒤로 곧게 뻗는다. 이마를 바닥에 내려놓는다.

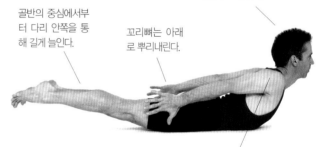

아랫배에서부터 정수리까지 위로 길게 뻗고, 뒤에 머리 받침이 있다고 상상하며 뒤통수로 누른다.

골반의 중심에서부터 다리 안쪽을 통해 길게 늘인다.

꼬리뼈는 아래로 뿌리내린다.

몸의 옆면을 통해 길게 늘이며, 가슴 뒤에서 어깨뼈를 더욱 등 가운데로 모은다.

2

숨을 들이쉬는 동시에 머리와 가슴, 팔, 다리를 바닥에서 들어 올린다. 손가락과 발가락을 활짝 벌려 근육을 한층 더 단단하게 유지한다. 안정된 호흡을 유지한다.

3

두세 번 호흡하는 동안 자세를 유지한 다음 푼다.

쉬운 변형자세

교대로 한쪽 팔과 반대쪽 다리를 함께 들어 올린다.

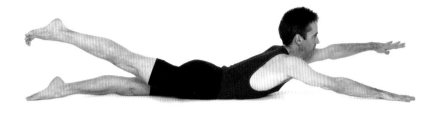

다른 변형자세

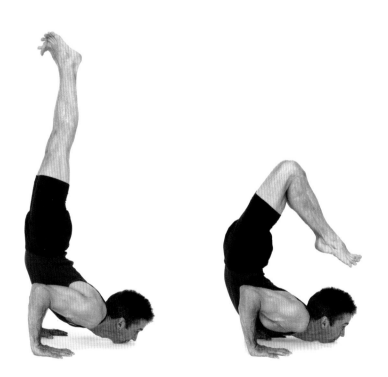

위로 향한 활 자세

우르드바 다누라아사나

대응자세

▶ 서서 하는 전굴 자세 (우따나아사나)

▶ 가슴으로 무릎 당기기 자세 (아파나아사나)

드리쉬티

▶ 앞쪽

신체적 효능

▶ 척추가 강하고 유연하게 유지된다

▶ 손목, 아래팔, 어깨, 척추가 스트레칭 된다

▶ 가슴이 열린다

▶ 폐활량이 늘어난다

▶ 다리, 엉덩이, 허리, 가슴, 어깨, 손목이 강화된다

▶ 림프계와 소화계, 생식계가 자극된다

▶ 불임, 골다공증, 허리 통증, 천식 완화에 도움이 된다

▶ 뇌하수체와 갑상샘의 적절한 기능이 촉진된다

▶ 체력이 향상된다

정신적 효능

▶ 마음에 활력이 생긴다

▶ 가벼운 스트레스와 불안감이 완화된다

▶ 스트레스가 줄어든다

이 자세를 피해야 하는 경우

▶ 고혈압이나 저혈압

▶ 손목터널 증후군

▶ 허리나 목, 무릎 부상

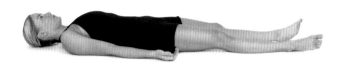

1

등을 대고 눕는다.

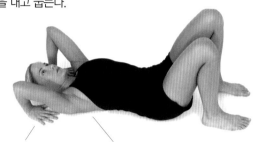

손바닥으로 바닥을 누르면서, 손에서부터 팔꿈치까지 근육을 위로 당긴다.

겨드랑이를 오목하게 만들며, 팔꿈치에서부터 어깨 안으로 근육을 내려 당긴다. 어깨는 바닥을 누르게 된다.

2

무릎을 굽혀 세우고, 두발을 골반 너비로 벌려 평행하게 한다. 팔을 뒤로 굽혀 손바닥으로 어깨 가까운 바닥을 짚고, 손가락은 발쪽을 향하게 한다.

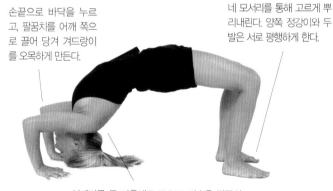

손끝으로 바닥을 누르고, 팔꿈치를 어깨 쪽으로 끌어 당겨 겨드랑이를 오목하게 만든다.

발가락을 넓게 벌리고, 발의 네 모서리를 통해 고르게 뿌리내린다. 양쪽 정강이와 두 발은 서로 평행하게 한다.

어깨뼈를 등 가운데로 모으고, 가슴을 팔꿈치 쪽으로 내밀면서 팔꿈치를 뒤로 당긴다.

3

숨을 들이쉬면서, 손바닥으로 바닥을 누르고, 몸통을 들어 올려 정수리를 바닥에 대고 멈춘다. 양손을 적어도 어깨 너비만큼 벌리고, 두 검지가 서로 평행하게 한다. 어깨가 유연하지 않다면 두 손을 조금 더 벌리고, 손가락을 살짝 밖으로 돌린다.

4

어깨의 연결된 상태를 유지한다. 숨을 들이쉬며, 손과 발로 바닥을 누르면서 몸통을 활 모양으로 들어 올린다. 대여섯 번 호흡하는 동안 자세를 유지한다. 팔꿈치를 굽히고, 턱을 가슴으로 당기며, 어깨를 바닥에 내려 자세에서 나온다.

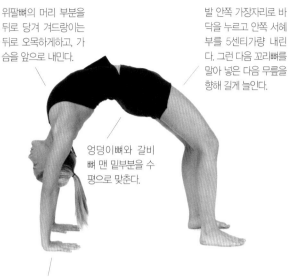

위팔뼈의 머리 부분을 뒤로 당겨 겨드랑이는 뒤로 오목하게하고, 가슴을 앞으로 내민다.

발 안쪽 가장자리로 바닥을 누르고 안쪽 서혜부를 5센티가량 내린다. 그런 다음 꼬리뼈를 말아 넣은 다음 무릎을 향해 길게 늘인다.

엉덩이뼈와 갈비뼈 맨 밑부분을 수평으로 맞춘다.

손가락으로 움켜쥐며, 손목에서부터 어깨까지 근육을 끌어올린다. 팔을 곧게 편다.

쉬운 변형자세

다리 자세(세투 반다 사르방가아사나)를 한다. 128쪽을 참고하라.

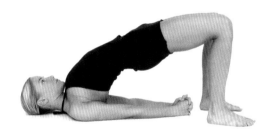

다른 변형자세

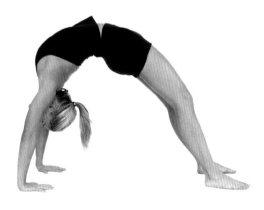

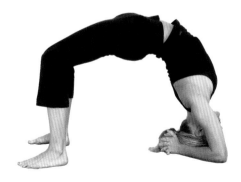

물고기 자세

마츠야아사나

대응자세

▶ 앉은 전굴 자세 (파스치모따나아사나)

드리쉬티

▶ 위쪽

▶ 눈을 감고

신체적 효능

▶ 엉덩부위, 복강, 가슴, 목 부위가 열린다

▶ 엉덩관절 굽힘근이 스트레칭 된다

▶ 소화에 도움이 된다

▶ 천식 완화에 도움이 된다

▶ 자세가 개선된다

▶ 등 윗부분, 목, 어깨의 근육이 강화된다

정신적 효능

▶ 마음에 활력이 생긴다

▶ 가벼운 우울증, 불안감이 완화된다

▶ 스트레스가 줄어든다

이 자세를 피해야 하는 경우

▶ 목 부상

▶ 편두통

▶ 고혈압이나 저혈압

▶ 불면증

▶ 허리 부상

▶ 무릎이나 골반 부상 (쉬운 변형자세를 한다)

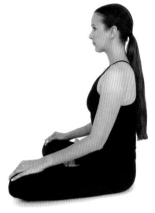

1
다리를 접어 연꽃 자세(178쪽 참고)로 앉는다.

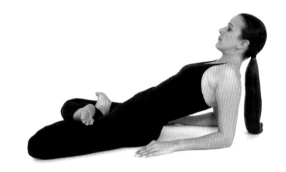

2
몸통을 뒤로 기울여 팔꿈치에 기댄다.

골반에서부터 무릎까지 뻗는다.

가슴을 위로 들어 올린다.

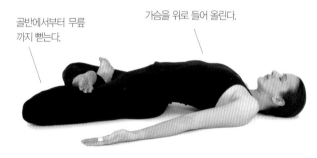

3
어깨와 뒤통수를 바닥에 내린다. 팔을 몸 옆으로 곧게 편다.

4

숨을 들이쉬면서, 팔꿈치로 바닥을 누르고, 가슴을 들어 올리고, 목을 뒤로 젖히며 둥글게 말고, 바닥에 정수리를 댄다. 손으로 발바닥을 잡는다. 대여섯 번 호흡하는 동안 자세를 유지한다. 팔꿈치로 떠받치면서 등을 바닥으로 내려 자세에서 빠져나온다. 그런 다음 팔꿈치를 써서 몸을 일으켜 앉은 자세로 다시 올라온 뒤, 다리를 풀어 준다.

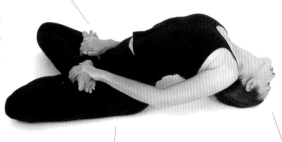

발을 힘껏 당기고, 가슴 뒤에서 어깨뼈를 등 가운데로 더 모아 온다.

꼬리뼈를 늘이고, 넓적다리의 앞면을 펴고, 골반에서부터 무릎까지 뻗는다.

뒤통수로 바닥을 누르며 엉덩이 쪽으로 당겨서, 등의 곡선을 더 깊게 하여 정수리를 바닥으로 더 끌어 온다.

쉬운 변형자세

2부터 4단계까지 순서를 따르되, 다리를 뻗은 상태로 한다. 손은 넓적다리 밑에 받쳐 지지할 수 있게 한다.

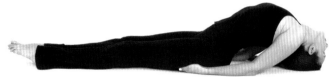

다른 변형자세

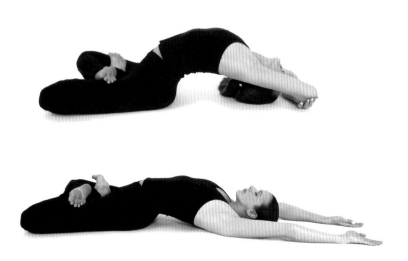

고양이-소 자세

드리쉬티

▶ 배꼽

▶ 앞쪽

▶ 위쪽

신체적 효능

▶ 척추 유연성이 향상된다

▶ 허리와 복강이 열린다

▶ 소화에 도움이 된다

▶ 가슴, 목 부위, 어깨가 열린다

▶ 혈액 순환이 증진된다

▶ 갑상샘과 부갑상샘의 기능이 활성화된다

▶ 경미한 손목터널 증후군, 힘줄 염증, 좌골
신경통, 허리부상 치료에 도움이 된다

정신적 효능

▶ 마음에 활력이 생긴다

▶ 가벼운 우울증과 불안감이 완화된다

▶ 스트레스가 줄어든다

이 자세를 피해야 하는 경우

▶ 심한 손목터널 증후군

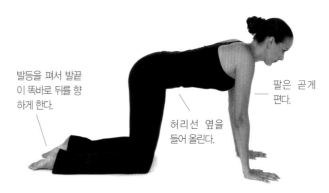

발등을 펴서 발끝이 똑바로 뒤를 향하게 한다.

허리선 옆을 들어 올린다.

팔은 곧게 편다.

1

네 발로 기어가는 자세에서 손목은 어깨 바로 아래에 오고, 무릎은 엉덩이 아래에 오게 한다. 숨을 들이쉬며 엉덩이에서부터 겨드랑이까지 늘인다. 손가락을 넓게 벌리고 손을 통해 뿌리내리면서, 바닥에서부터 어깨까지 근육을 끌어올린다. 어깨뼈를 등 가운데로 가져온다.

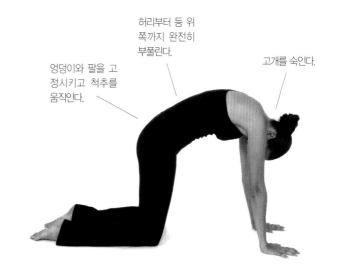

허리부터 등 위쪽까지 완전히 부풀린다.

엉덩이와 팔을 고정시키고 척추를 움직인다.

고개를 숙인다.

2

숨을 내쉬면서, 손으로 바닥을 누르고, 천장을 향해 등을 둥글게 굽힌다. 골반을 아래로 기울이고, 꼬리뼈를 말아 넣는다.

3

숨을 들이쉬며 척추를 반대 방향으로 움직여서 등을 오목하게 만든다. 골반을 위로 기울이며 고개를 들어 올린다.

4

5~10번 호흡하는 동안 2단계와 3단계를 반복한다. 엉덩이를 뒤로 밀어 아기 자세(216쪽 참고)를 취하고, 두세 번 호흡하는 동안 휴식한다.

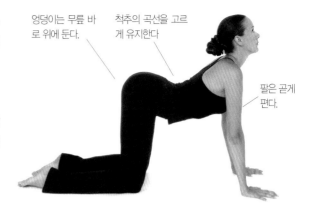

엉덩이는 무릎 바로 위에 둔다.

척추의 곡선을 고르게 유지한다

팔은 곧게 편다.

비둘기 자세

에카 파다 라자카포타아사나

대응자세

▶ 가슴으로 무릎 당기기 자세 (아파나아사
  나)

▶ 앉은 전굴 자세 (파스치모따나아사나)

드리쉬티

▶ 앞쪽

▶ 위쪽

▶ 눈을 감고

신체적 효능

▶ 몸에 활력이 생긴다

▶ 엉덩관절 굽힘근, 넓적다리, 가슴, 어깨가
  열린다

▶ 복강과 허리의 혈액 순환이 개선된다

▶ 소화계와 생식계가 자극된다

▶ 생리통과 갱년기 증후군이 완화된다

▶ 갑상샘, 부갑상샘, 부신의 원활한 기능에
  도움이 된다

▶ 저혈압, 불임, 두통 치료에 도움이 된다

정신적 효능

▶ 마음에 활력이 생긴다

▶ 가벼운 우울증과 불안감이 완화된다

▶ 스트레스가 줄어든다

이 자세를 피해야 하는 경우

▶ 무릎이나 골반 부상

▶ 허리나 어깨 부상

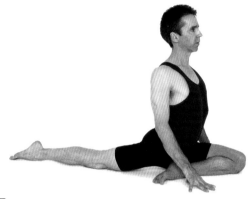

1

왼 무릎을 굽혀서 왼발을 오른쪽 서혜부 가까이 가져가, 발등을 펴
고 발끝을 모은다. 오른 다리를 뒤로 곧게 뻗으며, 넓적다리 앞쪽과
정강이, 발등이 바닥에 닿게 한다. 오른쪽 골반을 오른쪽으로 넓히
고, 골반이 정면을 보게 만든다.

발을 바깥으로 돌려
서, 발등을 가로질러
단단히 잡는다.

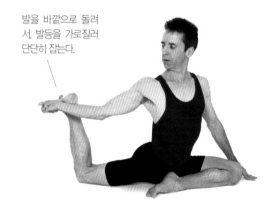

2

손바닥이 위로 향하게 해서 오른팔을 뒤로 뻗는다. 숨을 들이쉬며
몸의 옆면을 늘인다. 숨을 내쉬며 머리와 몸통, 가슴, 어깨를 오른쪽
으로 돌린다. 뒤로 뻗은 다리를 구부려, 오른손으로 오른발을 잡는
다.

3

몸통과 어깨를 오른쪽으로 돌린 상태에서 오른쪽 팔꿈치를 옆구리 가까이 당긴다. 숨을 들이쉬면서 오른쪽 팔꿈치를 위로 돌린다. 발을 단단히 쥔 채로, 손을 돌려서 손바닥이 아래를 향하게 한다.

팔꿈치를 곧게 세우고, 숨을 내쉬며 오른쪽 몸통과 어깨를 앞으로 당긴다.

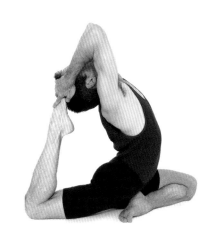

무릎에서부터 골반까지 끌어올려, 튼튼하고 안정된 밑받침을 만든다.

왼손 끝으로 바닥을 누르며, 몸무게를 왼쪽 엉덩이와 오른쪽 넓적다리 앞면 사이에 고르게 분배한다.

4

숨을 들이쉬면서 왼손 끝으로 바닥을 누르고, 허리선에서부터 어깨까지 들어 올린다. 숨을 내쉬며, 왼팔을 올려서 뒤로 뻗어 발을 잡는다.

팔꿈치끼리 가깝게 모아 위팔을 서로 평행하게 한다. 팔꿈치에서부터 어깨 안으로 근육을 강하게 끌어당겨 겨드랑이를 오목하게 만든다.

어깨뼈를 등 가운데로 모으고, 등 뒤 깊숙한 곳부터 시작해 가슴을 들어 올린다.

발등으로 양손을 누르는 힘을 이용해 어깨를 더 깊게 스트레칭 한다.

5

고개를 뒤로 젖혀 오른발에 닿게 한다. 두세 번 호흡하는 동안 자세를 유지한 후, 숨을 내쉬면서 한쪽씩 손을 풀어 다리를 내린다. 반대편으로 반복한다.

쉬운 변형자세

1부터 4단계까지 순서를 따르되, 벨트를 발에
걸어 사용한다.

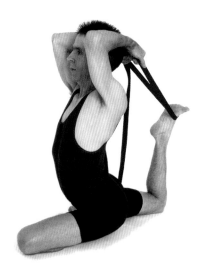

7장
비틀기 자세

비틀기는 후굴 자세에 이어서 하면 열을 식히고 진정시키는 효과가 있는 반면, 전굴 자세에 이어서 하면 자극을 주는 독특한 종류의 자세다. 이 자세들은 몸이 평형 상태로 회복되도록 도와주기 때문에 때로는 '똑똑한 자세'라고 부르기도 한다. 비틀기 자세는 내장 전체를 마사지하고 탄력 있게 해 주며, 각종 분비샘과 장기를 해독해 준다. 또한, 척추 근육과 척추사이원반(디스크)으로 가는 혈액순환을 촉진해 수분을 공급하고 가동성이 좋아지게 한다. 비틀기 자세는 몸통을 회전할 때 복부 장기를 쥐어짜서, 비튼 동작 후에 장기에 신선한 혈액이 빠르게 공급되게 해 준다. 임신 중에는 반드시 쉬운 변형자세를 이용해야 한다.

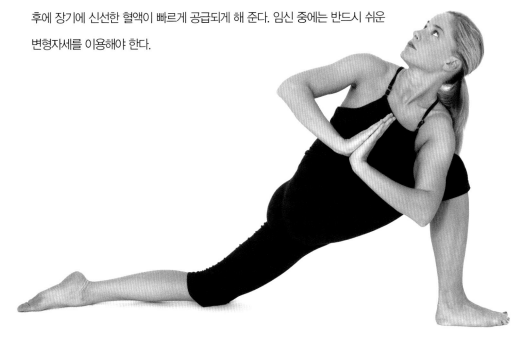

가볍게 척추 비틀기 자세

신체적 효능

▶ 소화력과 혈액 순환이 좋아진다

▶ 허리 통증, 목 통증, 좌골신경통으로 인한 불편함이 줄어든다

▶ 척추, 어깨, 엉덩부위가 스트레칭 되고 강화된다

▶ 생리통이 완화된다

▶ 림프계가 자극된다

정신적 효능

▶ 스트레스와 가벼운 우울증, 불안감이 완화된다

이 자세를 피해야 하는 경우

▶ 소화 불량

▶ 고혈압이나 저혈압

▶ 두통

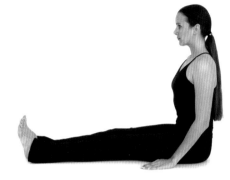

1
단다아사나(192쪽 참고)로 시작한다.

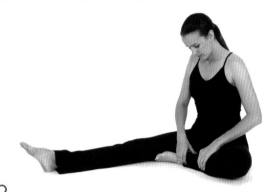

2
왼 다리를 접어, 발을 회음 가까이 가져온다.

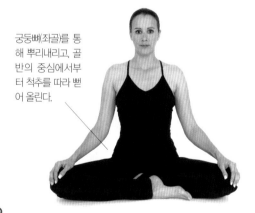

궁둥뼈(좌골)를 통해 뿌리내리고, 골반의 중심에서부터 척추를 따라 뻗어 올린다.

3
오른 다리를 접어, 발을 왼쪽 발목 앞에 포개고, 양쪽 발꿈치를 일직선으로 정렬한다.

4

왼손을 오른 무릎에 얹는다.

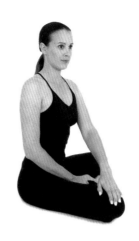

5

오른손으로 등 뒤 바닥을 짚는다. 궁둥뼈를 바닥으로 뿌리내려 단단한 기반을 유지한다. 두 무릎을 골반의 중심으로 끌어당겨, 골반과 엉치뼈(천골)를 안정시킨다. 숨을 들이쉬며 척추를 늘인다. 숨을 내쉬며 몸통을 오른쪽으로 비튼다. 편안하게 호흡할 수 있는 만큼 자세를 유지한 뒤, 3단계로 돌아가서 반대편으로 반복한다.

골반의 중심에서부터 비틀기를 시작해서 척추를 통해 나선형으로 비틀어 올라간다. 비틀기의 마지막 부분은 고개를 오른쪽으로 돌리는 동작이다.

왼손으로 오른 무릎을 눌러서 비틀기에 힘을 더한다.

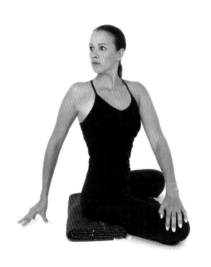

쉬운 변형자세

1부터 5단계까지 순서를 따르되, 접은 담요를 깔고 앉아 엉덩이를 높인다. 필요하면 손끝으로 상체의 무게를 지지하며 등을 곧게 편다.

누워서 척추 비틀기 자세

자타라 파리바르타나아사나

대응자세

▶ 가슴으로 무릎 당기기 자세 (아파나아사
   나)

드리쉬티

▶ 앞쪽

▶ 위쪽

신체적 효능

▶ 척추와 어깨가 스트레칭 된다

▶ 소화력과 혈액 순환이 좋아진다

▶ 허리가 강화된다

▶ 허리 통증, 목 통증, 좌골신경통이 완화된
   다

▶ 엉덩부위와 가슴이 열린다

정신적 효능

▶ 스트레스와 가벼운 우울증, 불안감 완화에
   도움이 된다

이 자세를 피해야 하는 경우

▶ 고혈압이나 저혈압

▶ 설사

▶ 두통

▶ 생리 기간

▶ 고혈압

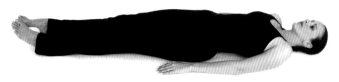

1
다리를 뻗고 눕는다.

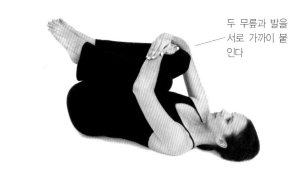

두 무릎과 발을
서로 가까이 붙
인다

2
무릎을 가슴으로 끌어당기고, 팔로 다리를 감싼다.

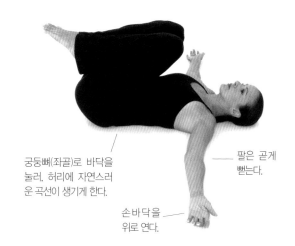

궁둥뼈(좌골)로 바닥을
눌러, 허리에 자연스러
운 곡선이 생기게 한다.

팔은 곧게
뻗는다.

손바닥을
위로 연다.

3
무릎을 가슴 가까이 당긴 채로 바닥에서 두 팔을 옆으로 벌린다.

4

숨을 들이쉬면서, 두 무릎을 왼쪽으로 돌린 뒤,
고개를 오른쪽으로 돌린다.

5

두세 번 호흡하는 동안 자세를 유지한다. 숨을 들
이쉬면서, 두 무릎과 머리를 중앙으로 다시 가져
온 뒤, 반대편으로 반복한다.

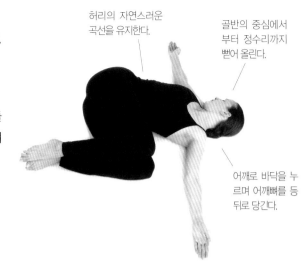

허리의 자연스러운
곡선을 유지한다.

골반의 중심에서
부터 정수리까지
뻗어 올린다.

어깨로 바닥을 누
르며 어깨뼈를 등
뒤로 당긴다.

다른 변형자세

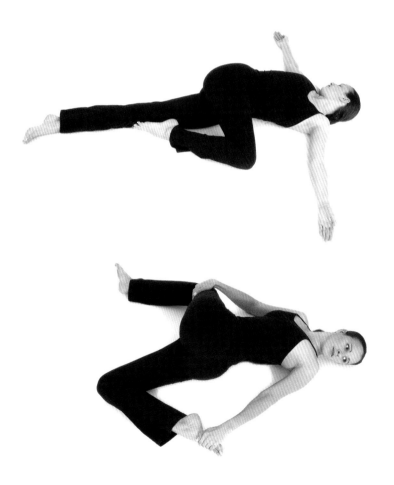

147

쉬운 앉아 비틀기 자세

바라드바자아사나 Ⅰ

대응자세

▶ 막대 자세 (단다아사나)

드리쉬티

▶ 앞쪽

▶ 어깨 너머

▶ 눈을 감고

신체적 효능

▶ 가슴과 목 부위가 열린다

▶ 소화계와 림프계가 자극된다

▶ 척추와 복강에 혈액 순환이 증진된다

▶ 소화력이 좋아진다

▶ 손목터널 증후군이 완화된다

▶ 좌골신경통이 완화된다

▶ 엉덩부위, 어깨, 척추가 강화된다

▶ 허리와 목의 통증이 완화된다

정신적 효능

▶ 스트레스가 줄어든다

▶ 가벼운 불안감이 완화된다

이 자세를 피해야 하는 경우

▶ 두통

▶ 고혈압이나 저혈압

▶ 발목이나 무릎 부상 (쉬운 변형자세를 한다)

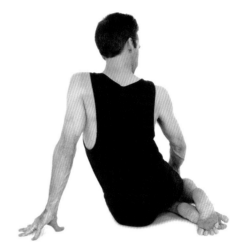

1

왼쪽 엉덩이를 바닥에 대고 앉아서, 무릎을 굽혀, 두 발을 엉덩이 오른쪽으로 가져온다. 오른쪽 발등을 펴서 왼쪽 발바닥활(오목한 부분) 위에 올린다.

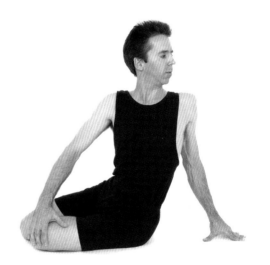

2

왼쪽 무릎에 오른손을 얹는다. 왼손을 뒤로 가져가 손끝으로 바닥을 짚는다. 숨을 들이쉬면서 아랫배 중심에서부터 정수리까지 뻗는다. 뻗은 상태를 유지하며 숨을 내쉬고, 왼쪽으로 비튼다.

3

왼팔을 등 뒤로 뻗어서 오른쪽 위팔의 안쪽을 움
켜잡는다. 손바닥이 바닥을 보게 해서 오른손을
왼쪽 무릎 아래에 끼워 넣는다. 숨을 들이쉬면서
골반에서부터 정수리까지 뻗는다. 숨을 내쉬면서
왼쪽으로 깊이 비튼다. 고개를 돌려 오른쪽 어깨
너머를 응시한다.

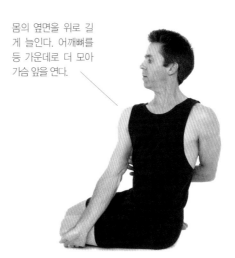

몸의 옆면을 위로 길
게 늘인다. 어깨뼈를
등 가운데로 더 모아
가슴 앞을 연다.

4

두세 번 호흡하는 동안 자세를 유지한다. 자세를
풀고 반대편으로 반복한다.

쉬운 변형자세

가볍게 척추 비틀기 자세(144쪽 참고)를 한다.

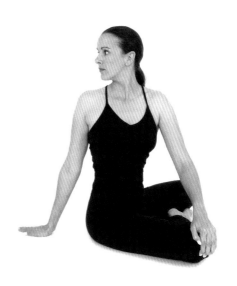

묶은 반연꽃 비틀기 자세

바라드바자아사나 II

대응자세

▶ 막대 자세 (단다아사나)

드리쉬티

▶ 앞쪽
▶ 어깨 너머

신체적 효능

▶ 척추, 다리, 팔이 강화된다
▶ 어깨와 가슴이 열린다
▶ 배근육에 탄력이 생긴다
▶ 소화력과 혈액 순환이 좋아진다
▶ 허리 통증과 좌골신경통이 완화된다

정신적 효능

▶ 스트레스가 줄어든다
▶ 불안감이 완화된다

이 자세를 피해야 하는 경우

▶ 골반이나 무릎, 발목 부상 (쉬운 변형자세
　를 한다)
▶ 두통
▶ 고혈압이나 저혈압 (쉬운 변형자세를 한
　다)
▶ 불면증

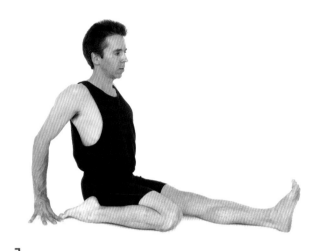

1

바닥에 다리를 뻗고 앉는다(단다아사나). 오른 다리를 뒤로 접어 발목이 엉덩이 바깥에 오게 한다. 두 손을 뒤로 가져가되, 손가락이 앞을 향하게 하며, 손끝으로 바닥을 누른다. 몸의 옆면을 위로 늘이고, 허리를 안으로 당겨 끌어올린다.

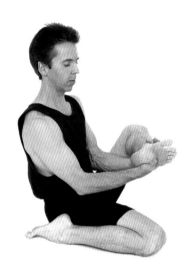

2

왼 다리를 굽혀, 손으로 발목과 발을 받친다. 발가락을 몸 쪽으로 당기고 발가락을 넓게 벌린다.

3

왼발의 발꿈치를 배꼽 쪽으로 끌어당겨 왼 다리로 반연꽃 자세를 만든다. 발등을 오른쪽 넓적다리 위에 얹는다. 오른손은 등 뒤로 가져가 손끝으로 바닥을 짚고, 왼손으로 오른쪽 무릎을 잡는다.

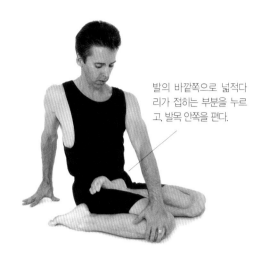

발의 바깥쪽으로 넓적다리가 접히는 부분을 누르고, 발목 안쪽을 편다.

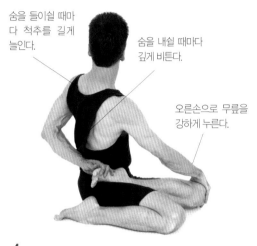

숨을 들이쉴 때마다 척추를 길게 늘인다.

숨을 내쉴 때마다 깊게 비튼다.

오른손으로 무릎을 강하게 누른다.

4

등 뒤로 팔을 뻗어 왼발을 잡는다. 오른손으로 왼 무릎을 잡는다. 숨을 들이쉬면서 아랫배에서부터 정수리까지 뻗어 올리고, 숨을 내쉬면서 아랫배에서부터 몸통으로 올라가며 비튼다.

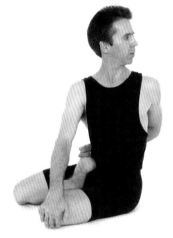

쉬운 변형자세

148쪽에 있는 '쉬운 앉아 비틀기 자세(바라드바자아사나 I)'를 한다.

5

두세 번 호흡하는 동안 자세를 유지한다. 자세를 풀고 반대편으로 반복한다.

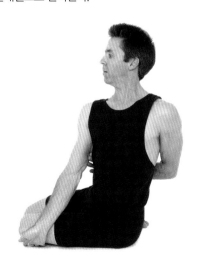

앉아서 척추 비틀기 자세 Ⅰ

마리챠아사나 Ⅰ

대응자세

▶ 막대 자세 (단다아사나)

드리쉬티

▶ 앞쪽

▶ 아래쪽

▶ 눈을 감고

신체적 효능

▶ 배근육에 탄력이 생긴다

▶ 소화계, 순환계, 림프계가 자극된다

▶ 다리와 어깨가 강화되고 스트레칭 된다

▶ 콩팥과 간이 마사지된다

▶ 가슴과 어깨가 열린다

▶ 뇌하수체의 정상적인 기능이 촉진된다

정신적 효능

▶ 가벼운 우울증이 완화된다

▶ 스트레스와 불안감이 줄어든다

이 자세를 피해야 하는 경우

▶ 고혈압이나 저혈압

▶ 임신 (임신 3개월 이후에는 하지 않는다)

▶ 불면증

▶ 편두통

▶ 무릎이나 골반 부상 (쉬운 변형자세를 한
다)

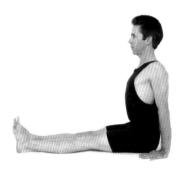

1
단다아사나(192쪽 참고)로 앉는다. 손으로 바닥을 누르며 척추를 길
게 늘인다.

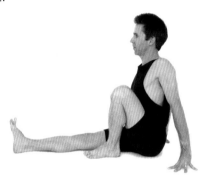

2
왼쪽 무릎을 굽혀, 왼발을 오른쪽 넓적다리 가까운 바닥으로 가져
온다. 몸무게를 양쪽 궁둥뼈에 고르게 분배한다. 양팔을 뒤로 가져
가서 손끝으로 바닥을 누른다. 숨을 들이쉬며 골반의 중심에서부터
정수리까지 뻗어 올린다.

겨드랑이가 왼쪽 정강
이에 닿을 때까지 팔을
완전히 뻗는다.

왼발의 안쪽 가장자
리를 아래로 누르며,
넓적다리를 몸통에
밀착시킨다.

오른 다리 안
쪽을 뻗으며,
넙다리뼈(대퇴
골)를 바닥에
붙인다.

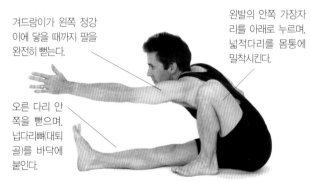

3
왼팔을 왼 다리 안쪽에서 앞으로 뻗는다.

4

왼팔을 안쪽으로 돌리며 팔꿈치를 굽힌다. 왼팔로 왼 다리의 바깥쪽을 둘러 감싼다. 오른손을 등 뒤로 돌려, 왼손으로 오른 손목을 쥔다. 숨을 들이쉬면서 몸의 옆면을 늘이고, 어깨뼈를 더욱 등 가운데로 모은다. 숨을 내쉬며 몸통을 오른쪽으로 비튼다.

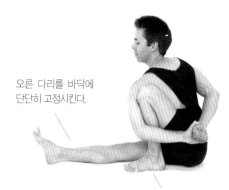

오른 다리를 바닥에 단단히 고정시킨다.

왼발바닥 안쪽으로 바닥을 눌러 양쪽 궁둥뼈(좌골)가 바닥에 뿌리내리게 한다.

5

숨을 들이쉬면서 골반에서부터 정수리까지 뻗어낸다. 숨을 내쉬면서 상체를 오른 다리 위로 굽힌다. 두세 번 호흡하는 동안 자세를 유지한다. 자세를 풀고 반대편으로 반복한다.

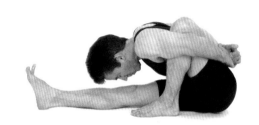

쉬운 변형자세

접은 담요를 깔고 앉아서 1부터 4단계까지 순서를 따른다. 손으로 손목을 쥐는 대신, 양손 사이에 벨트를 잡는다.

다른 변형자세

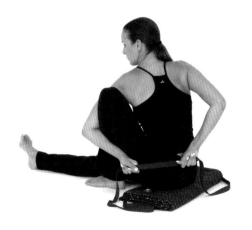

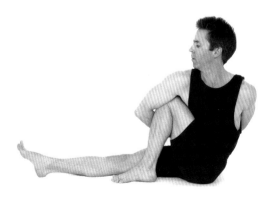

앉아서 척추 비틀기 자세 II

마리챠아사나 II

대응자세

▶ 막대 자세 (단다아사나)

드리쉬티

▶ 앞쪽
▶ 아래쪽
▶ 눈을 감고

신체적 효능

▶ 배근육에 탄력이 생긴다
▶ 소화계, 순환계, 림프계가 자극된다
▶ 뇌하수체의 정상적인 기능이 촉진된다
▶ 다리와 어깨가 강화되고 스트레칭 된다
▶ 콩팥과 간이 마사지된다
▶ 가슴과 어깨가 열린다

정신적 효능

▶ 가벼운 우울증이 완화된다
▶ 스트레스와 불안감이 줄어든다

이 자세를 피해야 하는 경우

▶ 고혈압이나 저혈압
▶ 임신 (임신 3개월 이후에는 하지 않는다)
▶ 불면증
▶ 편두통
▶ 무릎이나 골반 부상 (쉬운 변형자세를 한다)

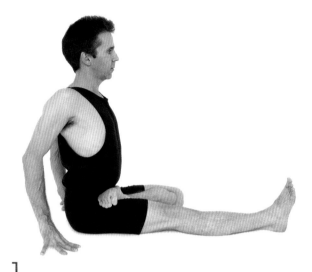

1

다리를 뻗고 앉는다(단다아사나, 192쪽 참고). 왼발을 오른쪽 넓적다리가 접히는 부분 위로 가져가서, 왼 다리를 반연꽃 자세로 접는다. 양손으로 바닥을 누르며 척추를 길게 늘인다.

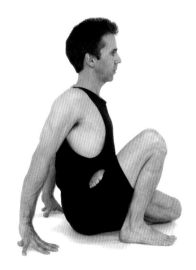

2

오른 다리를 굽혀 발을 엉덩이 가까이 둔다.

3

숨을 들이쉬며 척추를 길게 늘인다. 몸통을 구부리고 오른팔을 앞으로 뻗는다.

왼손으로 바닥을 누르고, 몸의 왼쪽 옆면을 늘인다.

겨드랑이가 왼쪽 정강이에 닿을 때까지 팔을 완전히 뻗는다.

발끝을 당겨 발가락 윗부분으로 오른쪽 넓적다리를 눌러서 왼발에 힘이 들어가게 한다.

4

숨을 내쉬면서 오른팔을 안으로 돌린다. 팔꿈치를 굽혀서 오른쪽 정강이와 넓적다리의 바깥쪽을 돌아 감싼다. 왼팔을 등 뒤로 돌려 왼손으로 오른쪽 손목을 쥔다. 숨을 들이쉬면서 몸의 옆면을 위로 늘이고, 어깨뼈를 등 가운데로 모은다. 숨을 내쉬면서 상체를 앞으로 굽혀 이마를 무릎 쪽으로 가져간다.

5

두세 번 호흡하는 동안 자세를 유지한다. 자세를 풀고 1단계로 돌아가 반대편으로 반복한다.

쉬운 변형자세

1부터 5단계까지 순서를 따르되, 접은 담요를 깔고 앉아서 한쪽 다리는 뻗은 채로, 손으로 손목을 쥐는 대신에 양손 사이에 벨트를 잡는다.

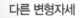

다른 변형자세

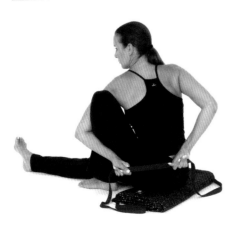

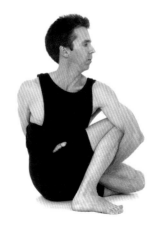

8장
전굴 -
앞으로 굽히기 자세

전굴 자세는 신경계를 차분히 가라앉히고 진정시키며, 더욱 깊은 내적 자각을 가져온다. 이 자세들은 오금줄 (햄스트링)과 엉덩이, 허리를 신장시켜 몸의 뒷면 전체를 열어 준다. 또한 복부 장기들을 마사지하고 간과 장을 정화해서 소화와 배출 기능을 개선하며 긴장을 풀어 준다. 앉아서 하는 전굴 자세들은 혈액 순환이 발끝까지 원활히 이루어지게 하고, 뇌에 혈액과 산소가 충분히 공급되게 한다.

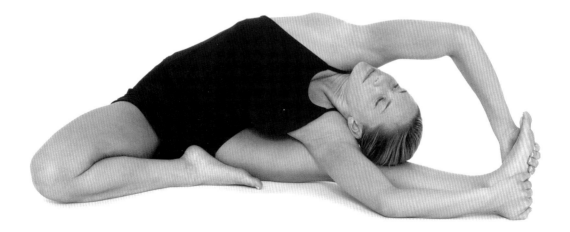

앉은 전굴 자세

파스치모따나아사나

대응자세

▶ 가슴으로 무릎 당기기 자세 (아파나아사나)

드리쉬티

▶ 눈을 감고
▶ 정강이

신체적 효능

▶ 척추와 오금줄, 종아리가 스트레칭 된다
▶ 소화력이 좋아진다
▶ 림프계와 생식계가 자극된다
▶ 생리통과 갱년기 증후군 완화에 도움이 된다
▶ 간, 콩팥, 잘록창자의 기능이 개선된다
▶ 고혈압, 불임증, 축농증이 완화된다
▶ 피로와 불면증이 줄어든다

정신적 효능

▶ 신경계가 진정된다
▶ 스트레스와 불안감, 가벼운 우울증이 완화된다

이 자세를 피해야 하는 경우

▶ 허리 부상 (쉬운 변형자세를 한다)
▶ 천식
▶ 임신 (다리를 넓게 벌리고, 쉬운 변형자세를 한다)

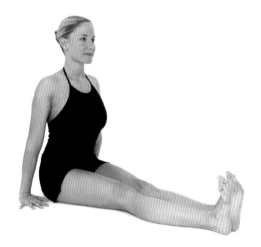

1

다리를 뻗고 앉는다. 숨을 들이쉬면서, 양손으로 바닥을 누르며 척추를 길게 늘인다. 허리를 안으로 당겨 끌어올린다.

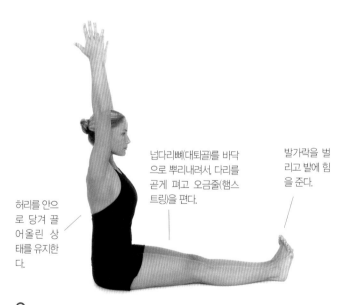

넙다리뼈(대퇴골)를 바닥으로 뿌리내려서, 다리를 곧게 펴고 오금줄(햄스트링)을 편다.

발가락을 벌리고 발에 힘을 준다.

허리를 안으로 당겨 끌어올린 상태를 유지한다.

2

숨을 들이쉬면서 양팔을 머리 위로 올린다.

3

숨을 내쉬면서 상체를 앞으로 굽혀, 검지와 중지로 엄지발가락을 단단히 움켜쥔다. 두 손가락으로 엄지발가락을 뒤로 잡아당기며, 이 힘에 맞서 엄지발가락을 앞으로 밀어낸다.

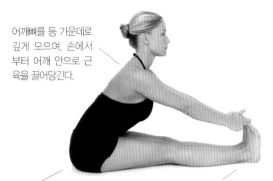

어깨뼈를 등 가운데로 깊게 모으며, 손에서부터 어깨 안으로 근육을 끌어당긴다.

골반을 앞으로 기울이고, 허리에 오목한 모양을 만들면서 허리를 안으로 당겨 끌어올린다.

넓적다리 안쪽을 바닥에 단단히 고정시키고, 골반의 중심에서부터 발까지 뻗어 낸다.

4

숨을 들이쉬면서 아랫배에서부터 정수리까지 뻗어 올린다. 양손을 발 바깥쪽으로 내린다. 숨을 내쉬면서, 팔꿈치를 옆으로 벌리고, 몸통을 앞으로 굽히며 발을 향해 끌어온다. 다리에 단단히 힘을 주고 곧게 편다. 머리보다는 가슴으로 동작을 이끈다.

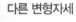

계속해서 척추를 뻗고, 엉치뼈(천골)를 앞으로 기울인다

발의 엄지발가락 부분으로는 앞으로 밀고, 새끼발가락 부분으로는 무릎을 향해 뒤로 당긴다.

발로는 앞으로 내밀고, 이 힘에 맞서 손으로는 안쪽으로 당긴다. 손에서부터 어깨 안으로 근육을 끌어당기고, 적극적으로 팔꿈치 사이를 넓혀 몸통을 깊게 앞으로 끌어온다.

쉬운 변형자세

1부터 3단계까지 순서를 따른다. 오금줄(햄스트링)과 허리가 뻣뻣한 경우, 접은 담요를 깔고 앉아 벨트를 써서 발에 건다.

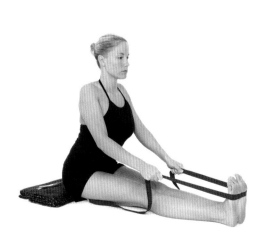

다른 변형자세

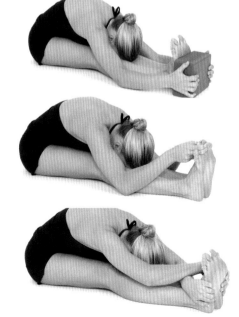

서서 하는 전굴 자세

우따나아사나

드리쉬티

▶ 정강이

▶ 눈을 감고

신체적 효능

▶ 발, 무릎, 넓적다리가 강화된다

▶ 오금줄과 종아리가 스트레칭 된다

▶ 소화계와 생식계의 기능이 향상된다

▶ 서혜부가 열린다

▶ 간, 콩팥, 소화계가 자극된다

▶ 갱년기 증후군, 두통, 불면증, 피로가 완화된다

▶ 축농증으로 인한 불편함이 완화된다

정신적 효능

▶ 신경계가 안정된다

▶ 스트레스와 불안감, 가벼운 우울증이 완화된다

이 자세를 피해야 하는 경우

▶ 허리 부상 (무릎을 굽히고 한다)

▶ 저혈압

▶ 임신 (발 사이를 넓히고 무릎을 굽힌 채로 한다)

1
두 발이 평행하게 타다아사나(50쪽 참고)로 선다.

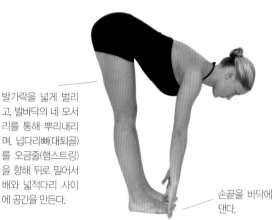

발가락을 넓게 벌리고, 발바닥의 네 모서리를 통해 뿌리내리며, 넙다리뼈(대퇴골)를 오금줄(햄스트링)을 향해 뒤로 밀어서 배와 넓적다리 사이에 공간을 만든다.

손끝을 바닥에 댄다.

2
숨을 들이쉬며, 팔을 위로 쭉 펴서, 아랫배에서부터 손끝까지 뻗어 올린다. 뻗은 상태를 유지하며, 숨을 내쉬면서 상체를 앞으로 굽혀 손을 바닥에 댄다.

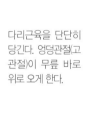

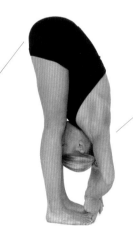

다리근육을 단단히 당긴다. 엉덩관절(고관절)이 무릎 바로 위로 오게 한다.

어깨뼈를 뒤로 모으며, 손에서부터 어깨 안으로 근육을 끌어올린다.

3
배와 넓적다리 사이 공간을 유지하며, 엄지발가락을 잡는다. 넓적다리 안쪽의 힘을 이용해 양쪽 궁둥뼈(좌골) 사이를 넓힌다. 숨을 들이쉬면서, 허리선의 옆면을 끌어올리고 꼬리뼈를 뿌리내린다. 숨을 내쉬며 몸통을 앞으로 깊게 접는다. 대여섯 번 호흡하는 동안 자세를 유지한다.

4

두 손을 종아리 뒤로 가져온다.

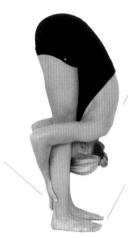

손에서부터 어깨 안으로 끌어올려서 어깨뼈를 더욱 등 가운데로 모은다.

양손으로는 종아리를 누르고, 이 힘에 맞서 넓적다리는 뒤로 힘껏 민다.

발가락을 넓게 벌리고, 발의 네 모서리 전체를 바닥으로 뿌리내린다.

쉬운 변형자세

1부터 3단계까지 순서를 따른다. 양손 아래에 각각 블록을 받쳐서, 다리를 곧게 펴고 허리를 오목하게 만드는 데 도움이 되게 한다.

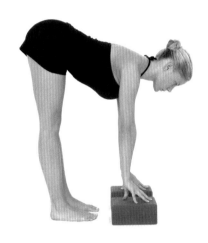

다른 변형자세

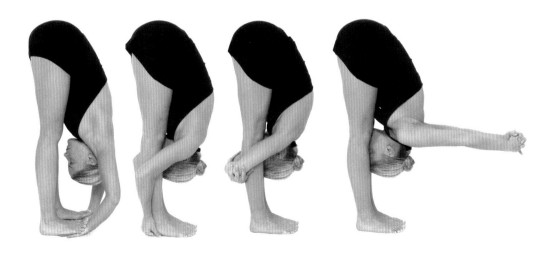

머리를 무릎으로 향하는 전굴 자세

자누 쉬르샤아사나

대응자세

▶ 가슴으로 무릎 당기기 자세 (아파나아사
  나)

드리쉬티

▶ 앞쪽
▶ 정강이

신체적 효능

▶ 가슴과 허파가 열린다
▶ 종아리, 오금줄, 허리 근육이 스트레칭 된
  다
▶ 생리통과 갱년기 증후군 완화에 도움이 된
  다
▶ 소화력이 좋아진다
▶ 간, 콩팥, 잘록창자의 혈액 순환이 증진된
  다
▶ 피로와 두통이 완화된다
▶ 허리가 강화된다

정신적 효능

▶ 신경계가 안정된다
▶ 스트레스와 불안감, 가벼운 우울증이 완화
  된다

이 자세를 피해야 하는 경우

▶ 저혈압
▶ 무릎 부상 (쉬운 변형자세를 한다)
▶ 천식

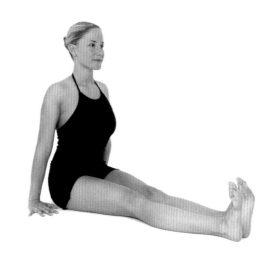

1

다리를 뻗고 앉는다. 손으로 바닥을 누르며, 척추를 위로 길게 늘인
다.

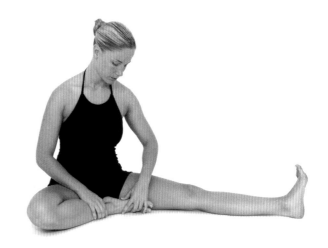

2

오른 다리를 접어 무릎이 오른쪽 바깥을 향하게 한다. 오른쪽 발꿈
치를 오른쪽 넓적다리의 안쪽 끝부분으로 당겨 회음 가까이 둔다.
왼 다리를 안으로 조금 돌려서 무릎과 발이 똑바로 위를 향하게 한
다.

3

몸통을 돌려서 뻗은 다리를 정면으로 향해 팔을 앞으로 뻗어 두 손으로 발을 잡는다.

팔에서부터 어깨 안으로 근육을 끌어올리고, 어깨뼈를 등 가운데로 깊게 모은다.

엉치뼈(천골)를 앞으로 기울이고, 허리를 안으로 당겨 끌어올린다.

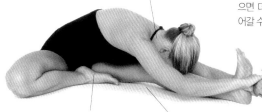

왼발의 발가락을 넓게 벌린다. 손으로는 엄지발가락을 당기고, 이 힘에 맞서서 엄지발가락은 앞으로 밀어 낸다.

4

숨을 내쉬면서, 가슴부터 내밀며 왼 다리 위에서 상체를 앞으로 뻗는다. 두 손을 앞으로 뻗어 왼발을 잡는다. 두 팔꿈치를 밖으로 벌리고, 몸통을 앞으로 끌어당긴다. 만일 척추를 뻗은 상태로 유지할 수 있다면, 정강이 위에 이마를 올려도 된다. 왼 다리에 단단히 힘을 주고 곧게 편다. 발로는 앞으로 밀고, 이 힘에 맞서 손으로는 끌어당기며 팔꿈치를 적극적으로 옆으로 벌려 몸통을 앞으로 깊게 끌어당긴다.

호흡과 함께 왼쪽 옆구리를 넓히고, 왼쪽 골반에서부터 왼쪽 겨드랑이까지 위로 길게 늘인다.

한쪽 손목을 잡으면 더 깊이 들어갈 수 있다.

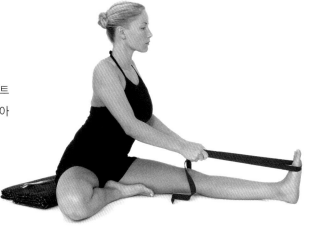

오른발의 바깥 면으로 바닥을 누른다.

왼쪽 넓적다리로 바닥을 누르고, 골반의 중심에서부터 정수리까지 뻗는다.

5

대여섯 번 충분히 호흡하는 동안 자세에 머무른다. 자세를 풀고 반대편으로 반복한다.

쉬운 변형자세

1부터 3단계까지 순서를 따른다. 오금줄(햄스트링)과 허리가 뻣뻣한 경우, 접은 담요를 깔고 앉아서 발에 벨트를 건다.

회전하여 머리를 무릎으로 향하는 전굴 자세

파리브리따 자누 쉬르샤아사나

대응자세

▶ 앉은 전굴 자세 (파스치모따나아사나)

드리쉬티

▶ 눈을 감고

▶ 위쪽

▶ 앞쪽

신체적 효능

▶ 소화력이 좋아진다

▶ 종아리, 오금줄, 허리근육이 스트레칭 된다

▶ 엉덩부위, 서혜부, 어깨가 열린다

▶ 허리와 가슴우리, 가슴 주변의 근육조직과 근막이 열린다

▶ 생식계가 자극된다

▶ 간, 잘록창자, 콩팥으로 혈액이 순환된다

정신적 효능

▶ 신경계가 안정된다

▶ 스트레스와 불안감, 가벼운 우울증이 완화된다

이 자세를 피해야 하는 경우

▶ 저혈압

▶ 허리 부상

▶ 목이나 어깨 부상

▶ 임신 (임신 3개월 이후에는 하지 않는다)

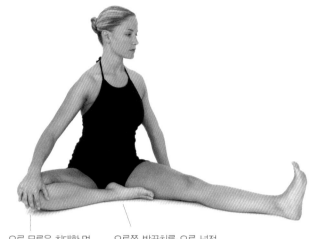

오른 무릎을 최대한 멀리 뒤로 당긴다.

오른쪽 발꿈치를 오른 넓적다리의 안쪽 끝부분으로 당겨 회음 가까이 둔다.

1

다리를 뻗고 앉는다. 오른 다리를 접어서, 발을 왼쪽 넓적다리로 가져오며, 무릎이 오른쪽 바깥을 향하게 한다. 숨을 들이쉬며 척추를 길게 늘인다. 숨을 내쉬며, 몸통을 돌려서 뻗은 다리를 정면으로 향한다.

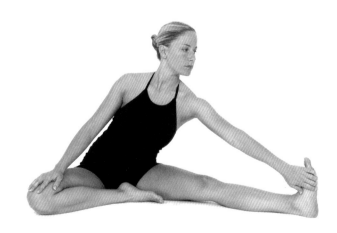

2

왼팔을 쭉 뻗어서 왼발 안쪽을 잡는다. 오른손을 오른 무릎 위에 얹는다.

3

숨을 들이쉬면서 아랫배에서부터 정수리까지 뻗는다. 뻗은 상태를 유지하며, 숨을 내쉬면서 배와 가슴을 오른쪽으로 비틀어, 왼쪽 어깨를 왼쪽 넓적다리 안으로 가져간다.

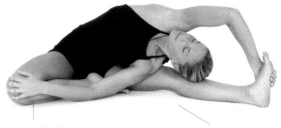

더 깊게 비틀 수 있도록 왼손으로 오른 무릎을 누른다.

왼쪽 넙다리뼈(대퇴골)로 바닥을 누르고, 골반의 중심에서부터 발까지 뻗어 낸다.

4

왼팔을 가져와서 왼발의 안쪽을 쥐고, 왼쪽 어깨를 왼 넓적다리 안으로 더 깊게 끌어당긴다. 숨을 들이쉴 때마다 아랫배에서부터 머리까지 뻗어 낸다. 숨을 내쉴 때마다 더 깊게 비튼다. 대여섯 번 호흡하는 동안 자세를 유지한 뒤, 자세를 풀고 반대편으로 반복한다.

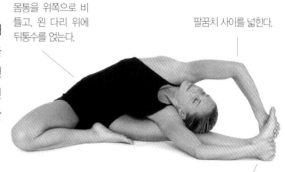

몸통을 위쪽으로 비틀고, 왼 다리 위에 뒤통수를 얹는다.

팔꿈치 사이를 넓힌다.

엄지손가락이 아래를 향하도록 왼손을 돌린다.

쉬운 변형자세

1부터 2단계까지 한다. 왼손을 왼쪽 정강이 위에 올리고, 오른손은 천장을 향해 위로 뻗는다.

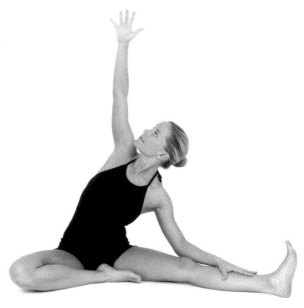

열린 각 자세

우파비쉬타 코나아사나

대응자세

▶ 가슴으로 무릎 당기기 자세 (아파나아사
나)

드리쉬티

▶ 앞쪽

▶ 바닥, 코 바로 앞

신체적 효능

▶ 허리가 강화된다

▶ 척추가 늘어난다

▶ 오금줄, 종아리, 넓적다리 안쪽이 스트레
칭 된다

▶ 소화계, 생식계가 자극된다

▶ 간과 콩팥의 혈액 순환이 증진된다

정신적 효능

▶ 신경계가 안정된다

▶ 스트레스, 불안감, 가벼운 우울증이 완화
된다

이 자세를 피해야 하는 경우

▶ 저혈압

▶ 허리 부상

▶ 서혜부나 오금줄 부상

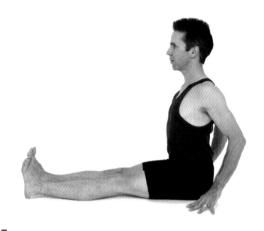

1

다리를 뻗고 앉는다. 손끝으로 바닥을 누르며, 척추를 위로 길게 늘
인다.

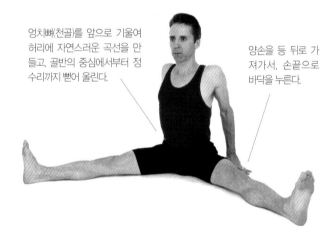

엉치뼈(천골)를 앞으로 기울여
허리에 자연스러운 곡선을 만
들고, 골반의 중심에서부터 정
수리까지 뻗어 올린다.

양손을 등 뒤로 가
져가서, 손끝으로
바닥을 누른다.

2

두 다리를 넓게 벌리고 안쪽으로 돌려서, 발과 무릎이 똑바로 위를
향하게 한다. 손으로 넓적다리의 살을 안쪽으로 돌리고(넓적다리 안
쪽이 아래로 움직이도록), 엉덩이 살을 옆과 뒤로 빼내서 골반 바닥
을 넓힌다. 발가락을 넓게 벌린다.

3

허리의 곡선을 유지한다. 숨을 들이쉬며 척추를 길게 늘이고, 양손을 앞으로 가져와서 손끝으로 바닥을 짚는다. 넓적다리 안쪽을 단단히 바닥에 붙이고, 아랫배에서부터 다리로 뻗으면서 발가락을 넓게 벌린다.

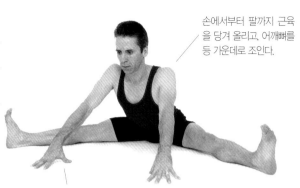

손에서부터 팔까지 근육을 당겨 올리고, 어깨뼈를 등 가운데로 조인다.

팔 근육을 단단하게 하여 몸 쪽으로 손을 끌어당기듯 손끝으로 바닥을 누른다.

4

숨을 들이쉬면서 골반의 중심에서부터 정수리까지 위로 길게 늘인다. 숨을 내쉬면서 팔꿈치를 옆으로 굽히고, 가슴으로 이끌며 몸통을 앞으로 가져온다. 만일 척추를 뻗은 상태로 유지할 수 있으면, 이마를 바닥에 내려도 된다. 대여섯 번 호흡하는 동안 자세를 유지한 다음 푼다.

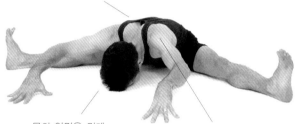

팔꿈치와 어깨 앞쪽을 바닥에 닿지 않게 들어서 어깨뼈를 더 깊게 등 가운데로 모은다.

몸의 앞면을 길게 늘이며 열어 준다.

손가락에서부터 어깨 안으로 근육을 계속 끌어당기면 어깨뼈를 등 가운데로 조이는 데 도움이 된다.

쉬운 변형자세

1부터 4단계까지 순서를 따른다. 오금줄(햄스트링)과 허리가 뻣뻣한 경우, 엉덩이 밑에 접은 담요를 받친다.

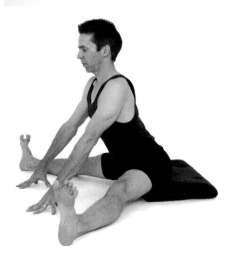

다른 변형자세

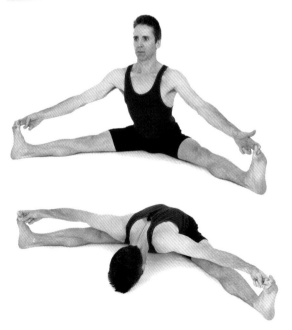

옆으로 열린 각 자세

파르쉬바 우파비쉬타 코나아사나

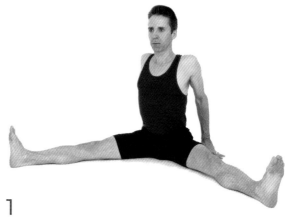

드리쉬티

▶ 앞쪽

▶ 무릎이나 정강이

신체적 효능

▶ 소화력이 좋아진다

▶ 종아리, 오금줄, 허리근육이 스트레칭 된다

▶ 허리가 강화된다

▶ 척추의 유연성이 증진된다

▶ 허리와 가슴우리의 근육조직과 근막이 열린다

▶ 엉덩부위와 서혜부, 어깨가 열린다

▶ 생식계가 자극된다

▶ 간과 콩팥의 혈액 순환이 증진된다

정신적 효능

▶ 신경계가 안정된다

▶ 스트레스와 불안감, 가벼운 우울증이 완화된다

이 자세를 피해야 하는 경우

▶ 저혈압

▶ 허리 부상 (쉬운 변형자세를 한다)

1

다리를 뻗고 앉는다. 두 다리를 90도가량 벌리고 안쪽으로 돌려서, 발과 무릎이 똑바로 위를 향하게 한다. 손으로 엉덩이 살을 옆과 뒤로 빼내서 골반 바닥을 넓힌다. 발가락을 넓게 벌린다. 양손을 뒤로 가져가서 손끝으로 단단히 바닥을 누른다. 골반을 앞으로 기울여 허리에 자연스러운 곡선을 만든다.

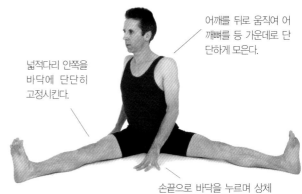

어깨를 뒤로 움직여 어깨뼈를 등 가운데로 단단하게 모은다.

넓적다리 안쪽을 바닥에 단단히 고정시킨다.

손끝으로 바닥을 누르며 상체를 뒤로 끌어당긴다.

2

양손을 오른 다리 양옆으로 가져가서 손끝으로 바닥을 짚고, 몸통을 오른쪽으로 돌린다. 숨을 내쉬면서 넓적다리와 궁둥뼈(좌골)를 뿌리내린다. 숨을 들이쉬며 아랫배에서부터 머리까지 길게 늘이고, 배와 허파와 심장까지 오른쪽으로 당겨지는 느낌이 들도록 몸통을 충분히 오른쪽으로 돌린다. 손으로 바닥을 누르며 상체를 곧게 세운다.

3

숨을 내쉬면서, 상체를 오른 다리 위로 앞을 향해
뻗어 양손으로 오른발을 잡는다.

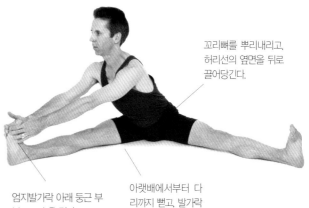

꼬리뼈를 뿌리내리고,
허리선의 옆면을 뒤로
끌어당긴다.

엄지발가락 아래 둥근 부
분으로 손을 민다.

아랫배에서부터 다
리까지 뻗고, 발가락
을 넓게 벌린다.

4

숨을 들이쉬면서 아랫배에서부터 머리까지 위로
뻗는다. 숨을 내쉬면서 다리 위에서 가슴부터 내
밀며 앞으로 쭉 뻗는다. 만일 척추를 뻗은 상태로
유지할 수 있으면, 이마를 정강이 위에 내려도 된
다. 대여섯 번 호흡하는 동안 자세를 유지한다. 자
세를 풀고, 반대편으로 반복한다.

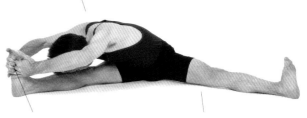

팔꿈치와 어깨 앞쪽을 들어 올려, 어깨
뼈를 더 깊게 등 가운데로 모은다.

발가락을 힘차게 벌리고, 발로 손을
민다. 발로는 밀면서 손으로는 끌어
당기는 힘을 이용하여, 팔과 어깨까
지 근육을 조이며 끌어당긴다.

납다리뼈를 아래로
누르며 힘차게 다리
를 뻗는다.

쉬운 변형자세

1부터 3단계까지 순서를 따른다. 오금줄(햄스트
링)과 허리가 뻣뻣한 경우, 접은 담요를 깔고 앉아
서 발에 벨트를 건다.

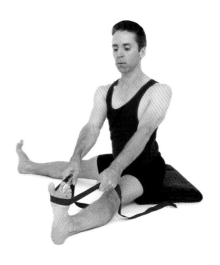

한 다리 뒤로 접은 전굴 자세

트리앙 무카에카파다 파스치모따나아사나

대응자세

▶ 다운독 자세 (아도 무카 슈바나아사나)

드리쉬티

▶ 앞쪽
▶ 정강이나 무릎

신체적 효능

▶ 척추, 오금줄, 종아리가 스트레칭 된다
▶ 생리통과 갱년기 증후군 완화에 도움이 된
  다
▶ 간, 콩팥, 잘록창자의 기능이 향상된다
▶ 고혈압, 불임증, 축농증 증상에 도움이 된
  다
▶ 피로가 줄어든다
▶ 갑상샘과 부갑상샘의 활동이 자극된다

정신적 효능

▶ 신경계가 안정된다
▶ 스트레스와 불안감, 가벼운 우울증이 완화
  된다

이 자세를 피해야 하는 경우

▶ 무릎이나 허리 부상 (쉬운 변형자세를 한
  다)
▶ 천식
▶ 임신

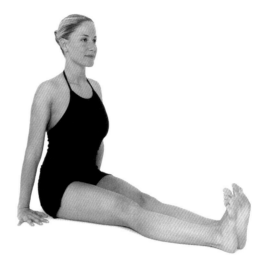

1

다리를 뻗고 앉는다. 손으로 바닥을 누르며, 척추를 위로 길게 늘인
다.

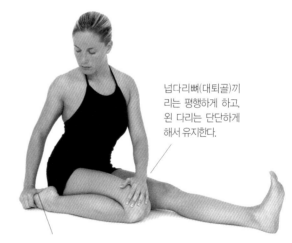

넙다리뼈(대퇴골)끼
리는 평행하게 하고,
왼 다리는 단단하게
해서 유지한다.

발가락으로 바닥을 단단
히 누르고, 오른 발목을 엉
덩이 쪽으로 끌어당긴다.

2

오른 다리를 뒤로 굽혀, 발목을 오른쪽 엉덩이 옆에 둔다. 오른발
끝이 똑바로 뒤를 향하게 한다. 손으로 엉덩이 살을 옆으로 넓히고,
몸무게를 양쪽 엉덩이에 고르게 나눈다.

양팔을 앞으로 뻗어 두 손으로 왼발 양옆을 잡는
다. 숨을 들이쉬면서 아랫배에서부터 머리까지 뻗
어 올린다.

허리를 안으로
당겨 끌어올린다.

왼발의 발가락을 넓게 벌
리고. 엄지발가락으로는
강하게 밀어내면서, 이 힘
에 맞서 양손으로는 왼발
을 잡아당긴다. 이 저항력
을 이용하여 어깨뼈를 등
가운데로 깊게 당긴다.

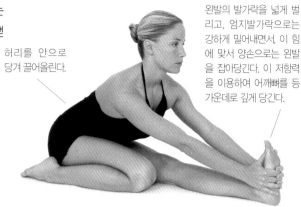

4

숨을 내쉬면서, 두 팔꿈치를 바깥으로 벌리고, 가
슴부터 내밀며 몸통을 앞으로 뻗는다. 왼 다리는
힘차게 쭉 뻗는다. 만일 척추를 뻗은 상태로 유지
할 수 있으면, 머리를 정강이에 대도 좋다.

오른쪽 엉덩이가 들리
기 쉬우므로 오른쪽 궁
둥뼈(좌골)를 바닥으로
눌러서 이를 방지한다.

왼쪽 넓적다리의 안
쪽을 바닥에 고정시
키고, 아랫배에서부
터 발까지 뻗는다.

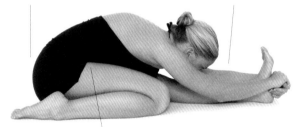

아랫배를 왼 다리 쪽으
로 더 옮긴다.

쉬운 변형자세

1부터 4단계까지 순서를 따른다. 뻗은 다리 쪽 엉
덩이 밑에 접은 담요를 깔아서 양쪽 엉덩이 높이
를 맞추고, 벨트를 발에 건다.

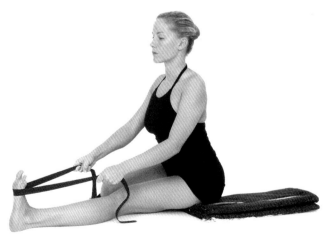

화환 자세

말라아사나

신체적 효능

▶ 소화계에 혈액 순환이 증진된다

▶ 엉덩부위가 열린다

▶ 좌골신경통이 완화된다

▶ 균형 감각이 좋아진다

▶ 발바닥활과 발목이 강화된다

▶ 생리통 완화에 도움이 된다

▶ 허리 통증이 완화된다

▶ 변비 완화에 도움이 된다

정신적 효능

▶ 스트레스와 불안감, 가벼운 우울증이 완화
  된다

▶ 균형 감각이 생긴다

▶ 집중력이 발달된다

이 자세를 피해야 하는 경우

▶ 발목이나 무릎 부상

▶ 어지럼증

▶ 고혈압 (두 발 간격을 벌린다)

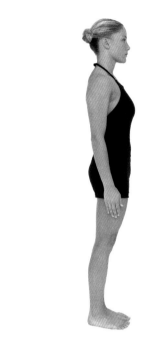

1

타다아사나(50쪽 참고)로 서서 발 안쪽을 서로 붙인다.

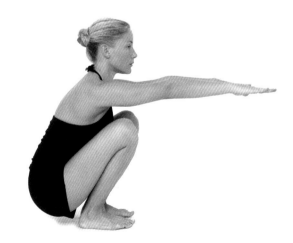

2

양팔을 바닥과 평행하게 뻗어서 균형을 잡는다. 양발을 붙여 발바닥 전체를 바닥에 밀착시킨 뒤 숨을 내쉬면서, 엉덩이가 바닥에 닿지 않게 쪼그려 앉는다.

3

두 무릎을 벌리고 그 사이로 상체를 앞으로 숙인
다. 위팔이 무릎 안쪽에 닿을 때까지 팔을 앞으로
뻗은 뒤, 양팔로 다리를 감싸 넓적다리 안쪽을 잡
는다.

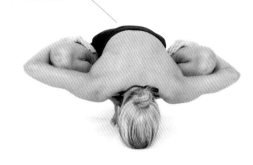

꼬리뼈를 뿌리내리고, 골
반의 중심에서부터 정수
리까지 뻗어 올린다.

4

숨을 들이쉬면서, 양손을 뒤로 뻗어 발꿈치를 잡
는다. 숨을 내쉬면서 머리를 바닥에 댄다. 두세 번
호흡하는 동안 자세를 유지한 다음 푼다.

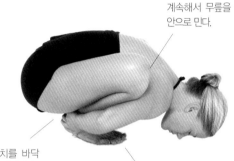

계속해서 무릎을
안으로 민다.

발꿈치를 바닥
에 고정시킨다.

발가락을 넓게 벌리고, 엄지발
가락 아래 둥근 부분으로 바닥
을 단단히 누른다.

쉬운 변형자세

1부터 3단계까지 순서를 따르되, 발꿈치 밑에 접
은 담요를 받친다.

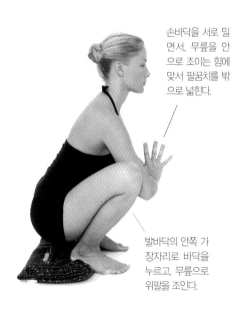

손바닥을 서로 밀
면서, 무릎을 안
으로 조이는 힘에
맞서 팔꿈치를 밖
으로 넓힌다.

발바닥의 안쪽 가
장자리로 바닥을
누르고, 무릎으로
위팔을 조인다.

앞뒤로 다리 찢기 자세

하누만아사나

대응자세

▶ 다운독 자세 (아도 무카 슈바나아사나)

드리쉬티

▶ 앞쪽

▶ 위쪽

신체적 효능

▶ 넓적다리와 오금줄이 강화되고 탄력이 생긴다

▶ 엉덩부위와 서혜부, 허리근이 열린다

▶ 혈액 순환이 좋아진다

▶ 하지정맥류가 예방된다

▶ 소화계, 림프계, 생식계가 자극된다

▶ 복부의 장기가 자극된다

▶ 좌골신경통과 탈장의 증상이 예방되고 완화된다

▶ 균형 감각이 좋아진다

정신적 효능

▶ 마음이 차분해진다

▶ 스트레스와 가벼운 우울증, 불안감이 줄어든다

이 자세를 피해야 하는 경우

▶ 서혜부 부상

▶ 무릎이나 오금줄 부상

▶ 고혈압이나 저혈압 (머리 위로 손을 올리지 않는다)

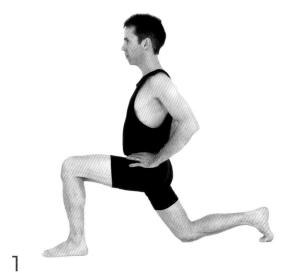

1

바닥에 무릎을 대고 선다. 왼 다리로 크게 한 걸음 앞으로 내딛고, 뒤에 있는 발의 발가락을 앞으로 굽힌다.

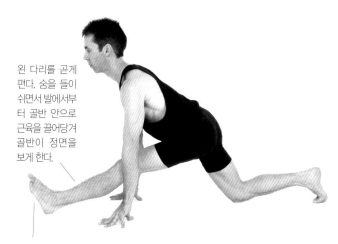

왼 다리를 곧게 편다. 숨을 들이쉬면서 발에서부터 골반 안으로 근육을 끌어당겨 골반이 정면을 보게 한다.

발가락을 넓게 벌리고 엄지발가락 아래 둥근 부분을 밀어서 발과 종아리 근육을 단단하게 유지한다.

2

손끝으로 바닥을 짚는다.

3

손을 걷듯이 뒤로 움직여서 엉덩이 가까이 둔다. 숨을 내쉬면서, 꼬리뼈를 앞쪽으로 당기며 아래로 끌어내리고, 골반의 중심에서부터 두 다리까지 뻗는다.

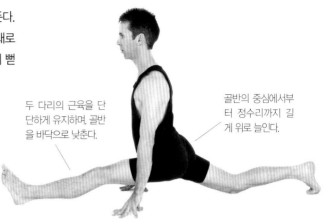

두 다리의 근육을 단단하게 유지하며. 골반을 바닥으로 낮춘다.

골반의 중심에서부터 정수리까지 길게 위로 늘인다.

4

숨을 들이쉬면서, 두 발에서부터 다시 골반 안으로 끌어당긴다. 숨을 내쉬면서, 꼬리뼈를 다시 앞쪽으로 당기며 아래로 끌어내리고, 엉덩이를 완전히 바닥으로 내려놓으면서, 골반에서부터 다리뼈를 통해 밖으로 뻗는다. 다리를 완전히 뻗는다. 머리 위로 팔을 들어 올린다.

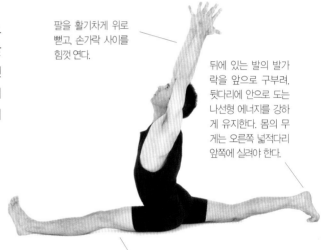

팔을 활기차게 위로 뻗고, 손가락 사이를 힘껏 연다.

뒤에 있는 발의 발가락을 앞으로 구부려. 뒷다리에 안으로 도는 나선형 에너지를 강하게 유지한다. 몸의 무게는 오른쪽 넓적다리 앞쪽에 실려야 한다.

5

자세를 푼 뒤, 반대편으로 반복한다.

쉬운 변형자세

1부터 4단계까지 순서를 따른다. 넓적다리 양옆에 블록을 놓고 손을 얹은 다음, 몸통을 들어 올리고 척추를 곧게 편다.

몸통을 더 들어 올리기 위해 두 넓적다리로 바닥을 단단하게 누른다.

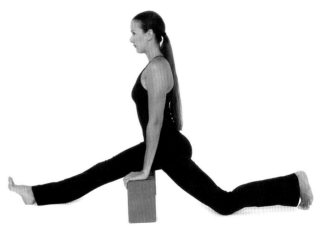

9장
앉은 자세

일반적으로 앉은 자세와 명상 자세는 평온하게 해
주고 활력을 키워 주는데, 일부 자세는 골반을
크게 열어 주며 많은 노력이 요구된다. 척추
와 골반을 제대로 정렬시켜 이 자세들을 수
련하면 활력이 증진된다. 이들은 혈액 순환
을 개선하고, 피로를 줄이며, 마음을 집중
시키고, 신경계를 안정시킨다. 앉은 자
세와 명상 자세는 언제나 할 수 있
다. 명상 자세는 아사나 연습과
함께 매일 수련해야 한다.

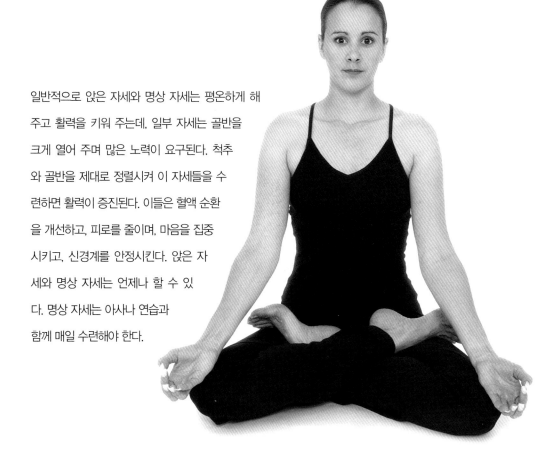

연꽃 자세

파드마아사나

대응자세

▶ 막대 자세 (단다아사나)

드리쉬티

▶ 앞쪽

▶ 눈을 감고

신체적 효능

▶ 엉덩부위가 열린다

▶ 무릎의 유연성이 향상되고, 무릎관절에 윤활 작용이 된다

▶ 관절염과 골다공증이 예방된다

▶ 복부의 장기가 튼튼해진다

▶ 소화계의 정상적인 기능이 촉진된다

정신적 효능

▶ 마음이 집중된다

▶ 스트레스가 줄어든다

▶ 정신이 맑아진다

이 자세를 피해야 하는 경우

▶ 허리나 골반, 무릎, 발목 부상 (쉬운 변형자세를 한다)

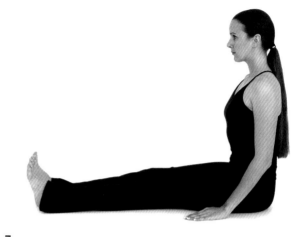

1

다리를 뻗고 앉아서(단다아사나, 192쪽) 꼬리뼈에서부터 정수리까지 척추를 길게 늘인다.

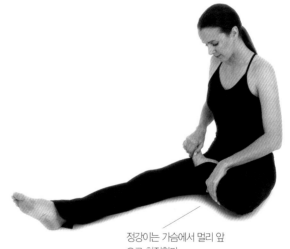

정강이는 가슴에서 멀리 앞으로 회전한다.

2

한쪽 발꿈치를 배꼽으로 당기고, 다리와 발을 바깥으로 돌린 다음, 뻗은 넓적다리의 접히는 부분에 발등을 얹는다.

3

다른 쪽 발꿈치를 배꼽으로 당기고, 다리와 발을 바깥으로 돌린 다음, 반대쪽 넓적다리의 접히는 부분에 발등을 얹는다. 손을 이용해 골반 바닥의 아래를 넓힌다. 즉, 골반 바닥을 좌우로 벌리면서 손으로 살집을 잡고 한쪽씩 옆으로 빼내서 넓적다리와 엉덩관절(고관절)을 안으로 돌린다.

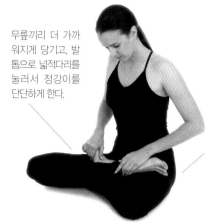

무릎끼리 더 가까워지게 당기고, 발톱으로 넓적다리를 눌러서 정강이를 단단하게 한다.

골반 바닥의 너비를 유지하면서, 꼬리뼈를 앞으로 당겨 바닥으로 뿌리내려서, 뒤에 있는 엉덩이 살이 내려오게 한다.

4

숨을 깊게 들이쉬면서 아랫배에서부터 정수리까지 뻗어 올린다. 몸의 옆면을 위로 길게 늘이며, 어깨를 뒤로 당기고, 어깨뼈의 날개 부분을 아래로 내린다. 호흡을 편안하게 해서 자세로 녹아든다. 원하는 만큼 자세를 유지한다.

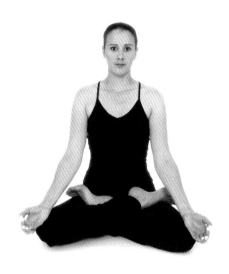

쉬운 변형자세

1부터 4단계까지 순서를 따르되, 한쪽 발로만 반연꽃 자세를 취한다.

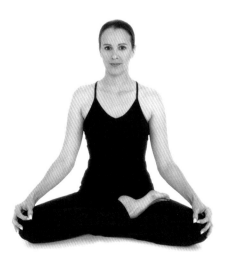

안으로 응시하기

파드마아사나에서 샨무키 무드라 취하기

대응자세

▶ 막대 자세 (단다아사나)

드리쉬티

▶ 눈을 감고

신체적 효능

▶ 신경계가 안정된다.

정신적 효능

▶ 마음이 집중된다
▶ 스트레스가 줄어든다
▶ 정신이 맑아진다
▶ 감각 정보가 차단되어 들어오지 않게 되고, 마음을 산만하게 하는 외부 요소가 제거된다

이 자세를 피해야 하는 경우

▶ 녹내장
▶ 보청기 (착용 시 외이도를 막지 않는다)
▶ 각막 질환 (압력을 가하지 않고 손끝을 가볍게 눈꺼풀에 댄다)

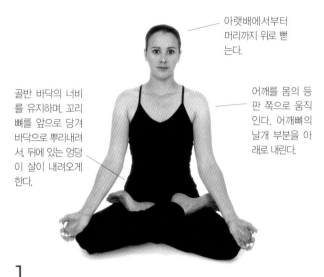

아랫배에서부터 머리까지 위로 뻗는다.

골반 바닥의 너비를 유지하며, 꼬리뼈를 앞으로 당겨 바닥으로 뿌리내려서, 뒤에 있는 엉덩이 살이 내려오게 한다.

어깨를 몸의 등판 쪽으로 움직인다. 어깨뼈의 날개 부분을 아래로 내린다.

1

연꽃 자세(178쪽 참고)로 시작한다. 손을 이용해 골반 바닥의 아래를 넓힌다. 즉, 골반 바닥을 좌우로 벌리면서 손으로 살집을 잡고 한쪽씩 옆으로 빼내서 넓적다리와 엉덩관절(고관절)을 안으로 돌린다.

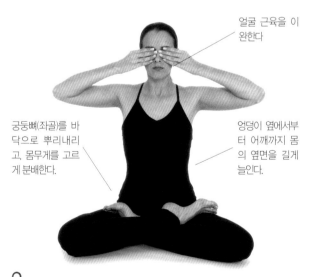

얼굴 근육을 이완한다

궁둥뼈(좌골)를 바닥으로 뿌리내리고, 몸무게를 고르게 분배한다.

엉덩이 옆에서부터 어깨까지 몸의 옆면을 길게 늘인다.

2

손가락을 눈꺼풀 위에 올려서 살포시 누르고, 계속해서 코로 깊고 고른 호흡을 한다.

3

원한다면, 감각을 하나씩 차단하면서 더 깊게 자신 안으로 들어간다. 엄지로 귀를 막아서 외부 소리를 차단한다. 검지와 중지로 눈을 덮고, 가벼운 압력을 고르게 가한다. 검지로 눈꺼풀을 눈썹 쪽으로 부드럽게 당기고, 중지로 눈꺼풀을 감긴다. 눈의 양쪽 모퉁이를 닫는다. 약지로 콧구멍을 닫고, 윗입술에 새끼손가락을 얹어서 호흡의 리듬을 잰다.

4

끝마치면 손을 내리고 다리를 푼다.

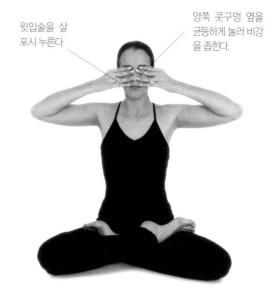

윗입술을 살짝 포시 누른다

양쪽 콧구멍 옆을 균등하게 눌러 비강을 좁힌다.

쉬운 변형자세

싯다아사나 변형자세(198쪽 참고)로 앉아 2부터 4단계까지 순서를 따른다.

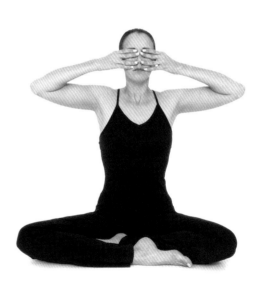

아기 안기 자세

대응자세

▶ 막대 자세 (단다아사나)

드리쉬티

▶ 앞쪽

신체적 효능

▶ 넓적다리, 오금줄, 종아리 근육이 스트레칭 된다

▶ 오금줄을 제대로 쓰게 된다

▶ 소화력이 좋아진다

▶ 배근육이 마사지된다

▶ 잘록창자, 간, 콩팥이 자극된다

▶ 골반 부위가 열린다

▶ 생식계와 소화계가 자극된다

정신적 효능

▶ 신경계가 안정된다

▶ 집중력이 발달된다

▶ 마음이 차분해진다

이 자세를 피해야 하는 경우

▶ 무릎이나 엉덩부위 부상

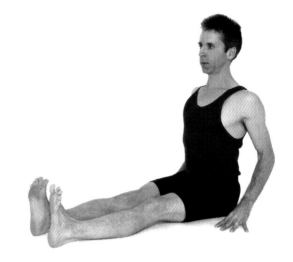

1
다리를 뻗고 앉는다. 손으로 바닥을 눌러서 척추를 길게 늘인다.

오른 다리는 안쪽으로 돌리고, 골반의 중심에서부터 발까지 뻗는다.

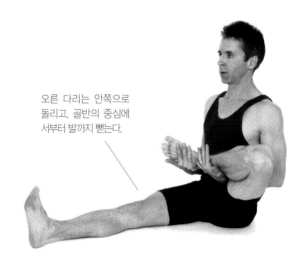

2
왼 다리를 굽히고, 무릎을 옆으로 당긴다. 두 손을 다리 아래로 넣어서 발과 정강이를 아기 안듯이 떠받친다.

3

왼 다리를 바닥과 평행이 되게 들어 올린다.

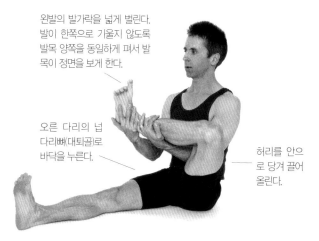

왼발의 발가락을 넓게 벌린다. 발이 한쪽으로 기울지 않도록 발목 양쪽을 동일하게 펴서 발목이 정면을 보게 한다.

오른 다리의 넙다리뼈(대퇴골)로 바닥을 누른다.

허리를 안으로 당겨 끌어 올린다.

4

오른팔 팔꿈치로 왼발을 안듯이 받친다. 왼팔로 왼 무릎과 종아리 바깥쪽을 감싼다. 왼손으로 오른 손목을 쥔다. 숨을 들이쉬면서 왼 무릎을 몸에서 살짝 멀어지게 내민다. 숨을 내쉬면서 왼쪽 정강이와 발을 몸통 쪽으로 당긴다.

5

자세를 풀고, 반대편으로 반복한다.

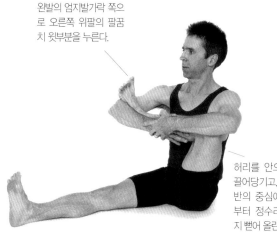

왼발의 엄지발가락 쪽으로 오른쪽 위팔의 팔꿈치 윗부분을 누른다.

허리를 안으로 끌어당기고, 골반의 중심에서 부터 정수리까지 뻗어 올린다.

쉬운 변형자세

밑에 있는 다리의 무릎을 굽혀서, 발을 몸 가까이 당긴다.

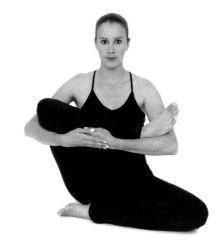

영웅 자세

비라아사나

대응자세

▶ 다운독 자세 (아도 무카 슈바나아사나)

▶ 앉은 전굴 자세 (파스치모따나아사나)

드리쉬티

▶ 천장

▶ 눈을 감고

신체적 효능

▶ 허리 부위가 열린다

▶ 엉덩이, 무릎, 발목관절의 건강과 기능이 개선된다

▶ 갑상샘과 부갑상샘의 호르몬 생산이 촉진된다

▶ 갱년기 증후군 완화에 도움이 된다

▶ 고혈압 완화에 도움이 된다

정신적 효능

▶ 중심이 잡히고 안정된 느낌이 든다

▶ 마음이 차분해진다

이 자세를 피해야 하는 경우

▶ 무릎이나 발목 부상 (쉬운 변형자세를 한다)

▶ 관절염 (쉬운 변형자세를 한다)

▶ 심장 질환

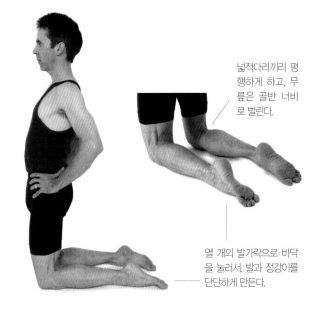

넓적다리끼리 평행하게 하고, 무릎은 골반 너비로 벌린다.

열 개의 발가락으로 바닥을 눌러서, 발과 정강이를 단단하게 만든다.

1
무릎을 대고 바닥에 선다.

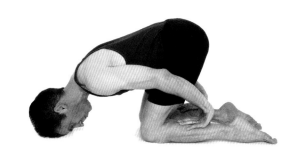

2
이마를 바닥에 대고, 무릎 뒤에서 양손으로 종아리를 짚는다. 일정한 힘을 주어 손가락으로 종아리를 누르고, 양손을 발목 쪽으로 밀어 내려서 종아리를 평평하게 만든다.

3

엉덩이를 바닥으로 내리고, 두 손을 넓적다리 위
에 올려 둔다. 궁둥뼈(좌골)를 뿌리내리고, 골반의
중심에서부터 정수리까지 위로 뻗는다. 척추의 자
연스러운 곡선을 유지한다.

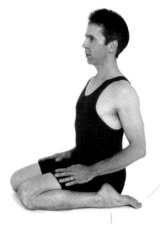

발가락으로 바닥
을 누르고, 엉덩이
쪽으로 발목을 끌
어당긴다.

발목을 엉덩이
옆에 둔다.

쉬운 변형자세

1부터 3단계까지 순서를 따르되, 접은 담요나 볼
스터를 깔고 앉아서 엉덩이를 높인다.

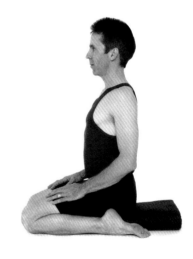

다른 변형자세

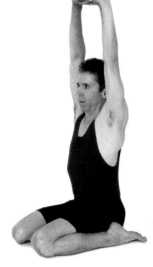

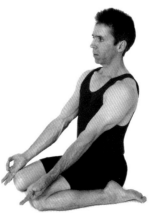

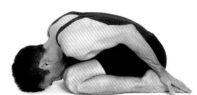

무릎 꿇은 자세

바즈라아사나

대응자세

▶ 막대 자세 (단다아사나)

드리쉬티

▶ 앞쪽

신체적 효능

▶ 혈액 순환이 활발해진다

▶ 넓적다리, 종아리, 발목에 힘이 생긴다

▶ 척추가 정렬된다

▶ 넙다리 네 갈래근[9]이 스트레칭 된다

▶ 발목, 무릎, 엉덩관절이 열린다

정신적 효능

▶ 마음이 차분해진다

▶ 신경계가 안정된다

이 자세를 피해야 하는 경우

▶ 무릎 부상

▶ 발목 부상

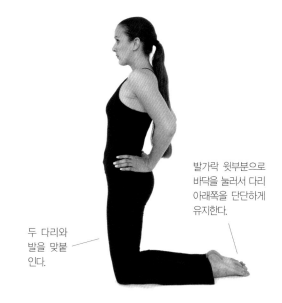

발가락 윗부분으로 바닥을 눌러서 다리 아래쪽을 단단하게 유지한다.

두 다리와 발을 맞붙 인다.

1
무릎을 바닥에 대고 선다.

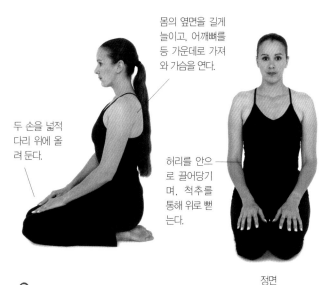

몸의 옆면을 길게 늘이고, 어깨뼈를 등 가운데로 가져 와 가슴을 연다.

두 손을 넓적 다리 위에 올 려 둔다.

허리를 안으 로 끌어당기 며, 척추를 통해 위로 뻗 는다.

정면

2
발꿈치를 깔고 앉는다.

---

9 대퇴사두근(quadriceps), 넓적다리 앞쪽에 있는 네 개의 큰 근육을 의미한다. 무릎을 펼 때 쓰는 근육으로, 걸을 때 무릎뼈(슬개골)와 무릎 관절을 안정시키는 역할도 한다.─옮긴이

쉬운 변형자세

1부터 2단계의 순서를 따른다. 엉덩이 밑에 볼스
터나 접은 담요를 받친다.

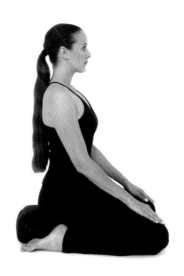

다른 변형자세

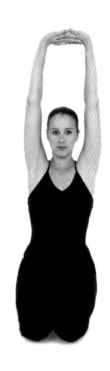

사자 자세

심하아사나

대응자세

▶ 아기 자세 (발라아사나)

드리쉬티

▶ 앞쪽
▶ 위쪽

신체적 효능

▶ 턱의 긴장이 완화된다
▶ 얼굴 근육이 운동된다
▶ 뇌로 가는 혈류가 개선된다
▶ 눈과 목의 혈액 순환이 증진된다
▶ 콧구멍과 귓구멍이 깨끗해진다
▶ 축농증 완화에 도움이 된다
▶ 폐활량이 늘어난다
▶ 목의 건조함이나 통증이 완화된다

정신적 효능

▶ 스트레스와 가벼운 우울증, 불안감이 완화
   된다

이 자세를 피해야 하는 경우

▶ 발목이나 무릎 부상 (쉬운 변형자세를 참
   고한다)
▶ 천식
▶ 녹내장
▶ 턱관절 증후군(TMJ)

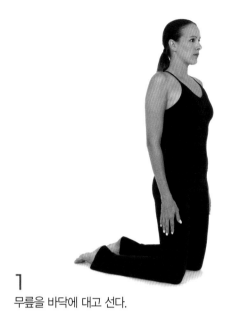

1
무릎을 바닥에 대고 선다.

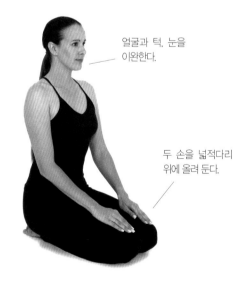

얼굴과 턱, 눈을
이완한다.

두 손을 넓적다리
위에 올려 둔다.

2
발등을 펴고 발끝을 모아서, 뒤꿈치를 깔고 앉는다.

3

몸통을 앞으로 기울여 손끝으로 바닥을 짚는다. 코로 숨을 깊게 들이쉰다. 숨을 내쉬면서, 소리를 내며 긴 한숨을 입으로 내쉰다. 세 번 반복한 후 이완한다.

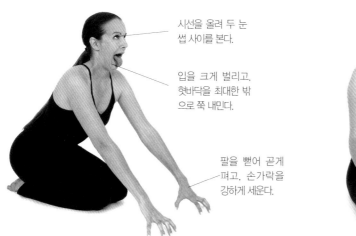

시선을 올려 두 눈썹 사이를 본다.

입을 크게 벌리고, 혓바닥을 최대한 밖으로 쭉 내민다.

팔을 뻗어 곧게 펴고, 손가락을 강하게 세운다.

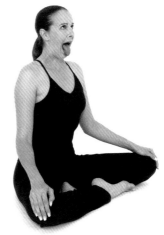

쉬운 변형자세

편안하게 다리를 접고 앉아서 3단계를 한다.

다른 변형자세

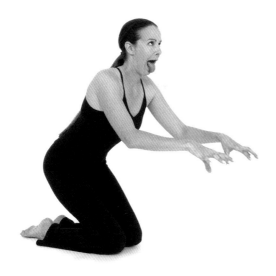

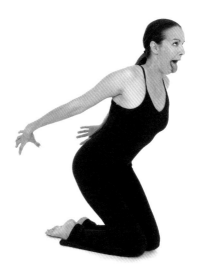

소머리 자세

고무카아사나

대응자세

▶ 막대 자세 (단다아사나)

드리쉬티

▶ 앞쪽

▶ 눈을 감고

신체적 효능

▶ 무릎, 발목, 어깨관절이 열린다

▶ 넓적다리, 가슴, 팔이 스트레칭 된다

▶ 더욱 깊은 호흡을 할 수 있도록 가슴이 열린다

▶ 등 전체가 스트레칭 된다

▶ 배근육과 허리에 탄력이 생긴다

정신적 효능

▶ 집중력이 좋아진다

▶ 스트레스와 가벼운 우울증, 불안감이 완화된다

이 자세를 피해야 하는 경우

▶ 어깨 부상

▶ 발목이나 무릎, 엉덩부위 부상 (쉬운 변형 자세를 한다)

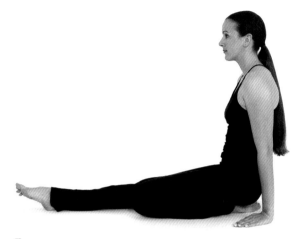

1

다리를 뻗고 앉는다. 손으로 바닥을 누르면서 엉덩이를 들어 올린다. 왼 다리를 뒤로 굽혀 왼발을 깔고 앉는다.

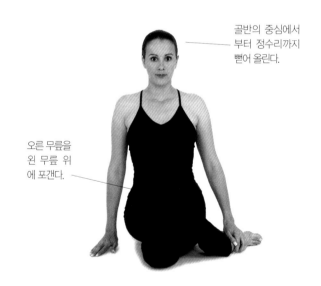

골반의 중심에서부터 정수리까지 뻗어 올린다.

오른 무릎을 왼 무릎 위에 포갠다.

2

오른 다리를 굽혀서, 오른쪽 넓적다리를 왼쪽 넓적다리 위에 올린다.

3

왼발의 위치를 그대로 유지하거나, 엉덩이를 들고
왼발을 오른쪽 엉덩이 바깥으로 옮겨서 엉덩이 양
쪽을 바닥에 대고 앉는다. 왼팔을 머리 위로 들어
서 팔꿈치를 굽혀 등덜미 위에 손을 얹는다. 오른
팔을 굽히고 팔뚝을 등 위로 올려서 두 손을 맞잡
는다.

4

자세를 풀고 반대편으로 반복한다.

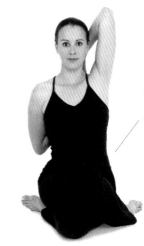

꼬리뼈에서부
터 정수리까지
완전히 뻗어 올
린다.

왼쪽 팔꿈치에서부터 겨드
랑이 안으로 근육을 끌어당
겨서, 겨드랑이를 뒤로 오목
하게 만든다. 근육을 단단하
게 유지하며 팔꿈치를 더 위
로 뻗는다.

가슴을 연 상태에서
뒤통수로 팔을 민다.

몸의 오른쪽 옆면을
위로 늘이고, 오른쪽
어깨를 뒤로 당긴다.

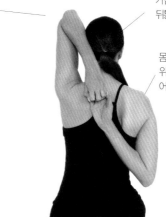

맞잡은 손 뒷모습

쉬운 변형자세

1부터 3단계까지 순서대로 지시를 따른다. 3단계
에서 엉덩이 밑에 볼스터나 접은 담요를 받친다.
두 손 사이에 벨트를 이용한다.

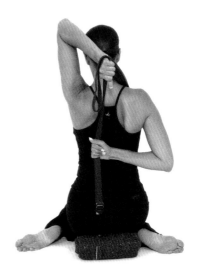

막대 자세

단다아사나

대응자세

▶ 앉은 전굴 자세 (파스치모따나아사나)

드리쉬티

▶ 앞쪽

신체적 효능

▶ 배근육에 탄력이 생긴다

▶ 혈액 순환이 증진된다

▶ 가슴이 열린다

▶ 다리, 몸통, 팔, 척추가 강화된다

▶ 다리와 허리의 근지구력이 좋아진다

정신적 효능

▶ 집중력이 좋아진다

▶ 스트레스가 줄어든다

이 자세를 피해야 하는 경우

▶ 없음

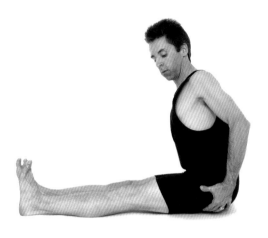

1

다리를 뻗고 앉는다. 두 다리를 안으로(다리 안쪽이 아래로 움직이도록) 회전시켜서 골반 바닥을 넓힌다. 오른손으로는 왼쪽 넓적다리 안쪽을 단단히 잡고, 왼손으로는 왼쪽 엉덩이 바깥부분을 잡아서, 다리를 안쪽으로 회전시킨다. 오른쪽으로 몸을 살짝 기울이면서 넓적다리 안쪽은 아래로, 엉덩이 바깥부분은 위로 당겨서, 넓적다리 근육을 안쪽으로 회전시킨다. 동시에 넓적다리와 엉덩이를 왼쪽으로 넓힌다. 오른쪽 다리에도 같은 동작을 반복한다.

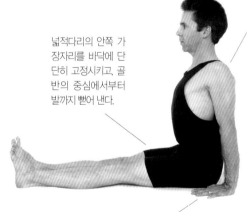

넓적다리의 안쪽 가장자리를 바닥에 단단히 고정시키고, 골반의 중심에서부터 발까지 뻗어 낸다.

어깨뼈를 더욱 등 가운데로 모아서 가슴을 연다.

숨을 내쉬면서, 손으로 바닥을 누르고 몸의 옆면을 위로 늘인다.

2

손으로 바닥을 누르며 척추를 길게 늘인다.

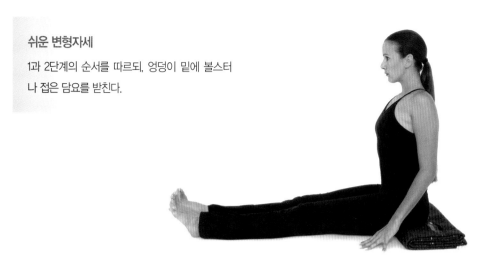

쉬운 변형자세

1과 2단계의 순서를 따르되, 엉덩이 밑에 볼스터
나 접은 담요를 받친다.

요가 봉인 자세

요가 무드라아사나

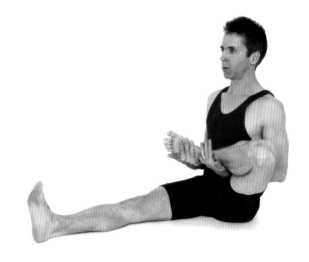

대응자세

▶ 막대 자세 (단다아사나)

드리쉬티

▶ 앞쪽
▶ 위쪽

신체적 효능

▶ 엉덩부위와 가슴이 열린다
▶ 무릎의 유연성이 향상된다
▶ 관절염과 골다공증이 예방된다
▶ 소화계와 생식계의 건강이 증진된다
▶ 어깨가 스트레칭 된다
▶ 내장, 잘록창자, 간이 자극된다
▶ 좌골신경통과 생리통이 완화된다

정신적 효능

▶ 마음이 차분해진다
▶ 스트레스가 줄어든다

이 자세를 피해야 하는 경우

▶ 고혈압이나 저혈압 (앞으로 굽히지 않는다)
▶ 임신 (임신 3개월 이후에는 앞으로 굽히지 않는다)
▶ 서혜부나 어깨 부상
▶ 무릎이나 엉덩부위 부상

1

다리를 뻗고 앉는다. 왼 다리를 굽힌 다음, 양손을 다리 밑으로 넣어서, 발과 정강이를 안듯이 떠받친다.

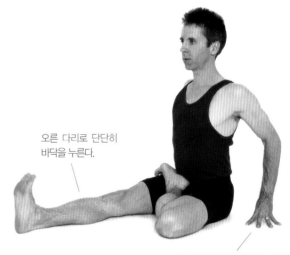

오른 다리로 단단히 바닥을 누른다.

두 손을 등 뒤로 가져가, 손끝으로 바닥을 눌러 척추를 길게 늘인다.

2

왼발을 오른쪽 넓적다리가 접히는 부분 위로 가져가서, 왼 다리를 반연꽃 자세로 접는다.

3

오른 다리를 굽히며 양손으로 오른발과 발목을 잡는다. 오른발을 왼쪽 넓적다리가 접히는 부분 위로 가져와서 완전한 연꽃 자세를 취한다. 숨을 내쉬면서 양손으로 바닥을 누르고, 골반의 중심에서부터 정수리까지 뻗어 올린다. 척추의 자연스러운 곡선을 유지한다.

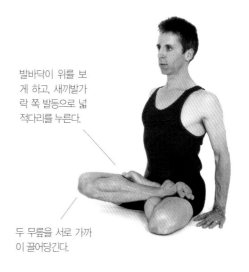

발바닥이 위를 보게 하고, 새끼발가락 쪽 발등으로 넓적다리를 누른다.

두 무릎을 서로 가까이 끌어당긴다.

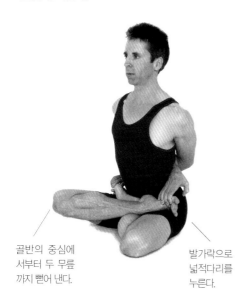

골반의 중심에서부터 두 무릎까지 뻗어 낸다.

발가락으로 넓적다리를 누른다.

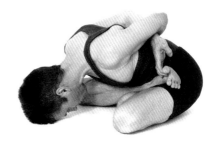

4

숨을 내쉬면서 오른팔을 등 뒤로 뻗어 왼발 엄지발가락을 잡는다. 숨을 들이쉬며 몸을 앞으로 숙이고, 내쉬면서 왼팔을 등 뒤로 돌려 오른발 엄지발가락을 잡는다.

5

고개를 뒤로 젖혀서 위를 보고 두세 번 호흡을 한다 (다른 변형 자세 참고). 숨을 내쉬며 상체를 앞으로 숙여서, 바닥에 이마를 내려놓는다. 자세를 풀고 반대편으로 반복한다.

다른 변형자세

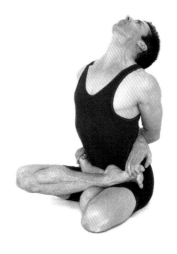

왜가리 자세

크라운차아사나

대응자세

▶ 막대 자세 (단다아사나)

드리쉬티

▶ 앞쪽
▶ 엄지발가락

신체적 효능

▶ 어깨, 가슴, 등, 오금줄이 스트레칭 된다
▶ 소화력이 좋아진다
▶ 생식계와 림프계가 자극된다
▶ 간, 콩팥, 자궁, 난소 기능이 향상된다
▶ 생리통과 갱년기 증후군이 완화된다
▶ 허리 통증과 피로가 완화된다

정신적 효능

▶ 마음이 차분해진다
▶ 스트레스와 가벼운 우울증, 불안감이 완화
  된다

이 자세를 피해야 하는 경우

▶ 불면증
▶ 천식
▶ 임신 (임신 3개월 이후에는 하지 않는다)
▶ 무릎이나 발목 부상
▶ 엉덩부위 부상 (엉덩이 밑에 담요를 깔아
  받친다)

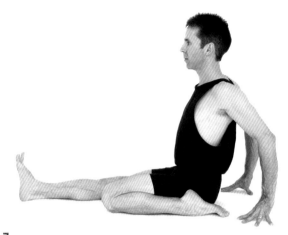

1

다리를 뻗고 앉는다. 왼 다리를 뒤로 접어서 발목이 엉덩이 옆에 놓이게 한다. 두 무릎을 평행하게 유지한다. 두 손을 등 뒤로 빼서 손끝으로 바닥을 누른다. 궁둥뼈(좌골)를 바닥에 뿌리내리고, 척추를 위로 뻗는다.

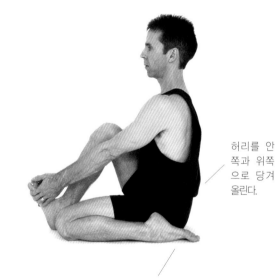

허리를 안쪽과 위쪽으로 당겨 올린다.

왼발 끝이 뒤를 향하게 발등을 펴고, 발가락으로 바닥을 단단히 누르며, 왼쪽 발목을 엉덩이 쪽으로 조인다.

2

오른 무릎을 굽히고, 양손으로 오른발을 잡는다.

3

숨을 내쉬며 오른 다리를 들어 올리면서 곧게 편
다. 손에서부터 어깨까지 팔을 통해 뒤로 끌어당
겨서, 겨드랑이를 뒤로 오목하게 만든다. 양쪽 어
깨뼈를 등 가운데로 모은다. 두세 번 호흡하는 동
안 자세를 유지한다.

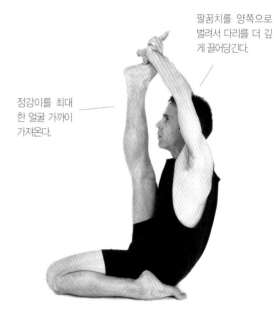

골반의 중심에서
부터 오른 다리
를 통해 완전히
뻗어 낸다.

오른쪽 넙다리뼈
(대퇴골)를 배와 멀
어지게 밀어서 오
금줄(햄스트링)을
단단하게 만든다.

4

오른쪽 넓적다리를 계속 배에서 멀어지게 밀면서,
숨을 내쉬고, 오른쪽 정강이를 몸 쪽으로 당기는
동시에 몸통과 머리를 앞으로 움직인다.

5

자세를 풀고 반대편으로 반복한다.

팔꿈치를 양쪽으로
벌려서 다리를 더 깊
게 끌어당긴다.

정강이를 최대
한 얼굴 가까이
가져온다.

쉬운 변형자세

1부터 3단계까지만 순서를 따른다. 발바닥에 벨트
를 걸어서 한다.

현인 자세

싯다아사나

대응자세

▶ 막대 자세 (단다아사나)

드리쉬티

▶ 앞쪽
▶ 눈을 감고

신체적 효능

▶ 허리의 혈액 순환이 개선된다
▶ 호흡을 통해 복부의 장기에 탄력이 생긴다
▶ 척추가 길어진다
▶ 엉덩부위가 열린다
▶ 등의 아래와 중간부분이 강화된다
▶ 신경계가 안정된다

정신적 효능

▶ 마음이 집중된다
▶ 스트레스가 줄어든다
▶ 정신이 맑아진다

이 자세를 피해야 하는 경우

▶ 허리나 엉덩부위, 무릎, 발목 부상 (쉬운 변형자세를 한다)

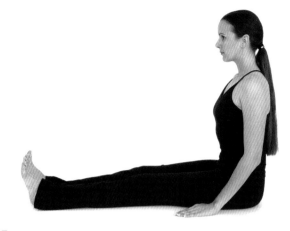

1

다리를 뻗고 앉아서(단다아사나, 192쪽) 꼬리뼈에서부터 정수리까지 위로 뻗는다.

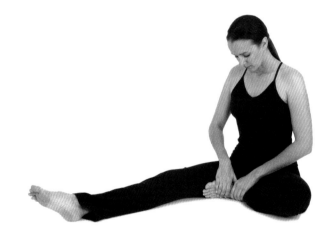

2

왼쪽 발바닥을 오른쪽 넓적다리 안쪽 맨 윗부분으로 가져와서, 발꿈치를 회음 가까이 당긴다.

3

오른 다리를 부드럽게 굽혀서 발꿈치를 몸 쪽으로 당긴다. 오른쪽 발등과 발목을 왼쪽 종아리 근육 위에 올려놓는다. 손을 이용해 골반 바닥의 아래를 넓힌다. 즉, 골반 바닥을 좌우로 벌리면서 손으로 살집을 잡고 한쪽씩 옆으로 빼내서 넓적다리와 엉덩관절(고관절)을 안으로 돌린다.

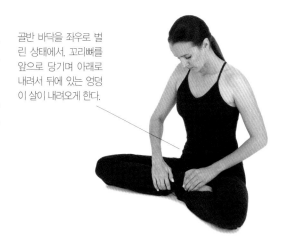

골반 바닥을 좌우로 벌린 상태에서, 꼬리뼈를 앞으로 당기며 아래로 내려서 뒤에 있는 엉덩이 살이 내려오게 한다.

4

손바닥을 위로 향하게 펴서 무릎 위에 얹고, 엄지와 검지를 가볍게 붙인다. 숨을 내쉬면서 **궁둥뼈**(좌골)를 바닥으로 뿌리내린다. 다리와 골반이 묵직하게 바닥을 누르는 느낌으로 자세를 취한다. 숨을 들이쉬며 아랫배의 중심에서부터 정수리까지 위로 뻗는다. 원하는 만큼 오래 자세를 유지한다.

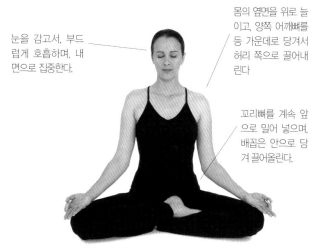

눈을 감고서, 부드럽게 호흡하며, 내면으로 집중한다.

몸의 옆면을 위로 늘이고, 양쪽 어깨뼈를 등 가운데로 당겨서 허리 쪽으로 끌어내린다

꼬리뼈를 계속 앞으로 밀어 넣으며, 배꼽은 안으로 당겨 끌어올린다.

쉬운 변형자세

허리가 뻣뻣하다면, 1부터 4단계까지 접은 담요의 일부를 깔고 앉아서 한다.

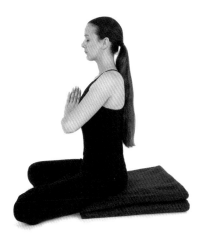

다른 변형자세 – 손 무드라

무드라는 마음이 고요해지고 여러 가지 집중
상태로 들어가는 데 도움이 된다. 더 자세한 내
용은 1장 46부터 47쪽을 참고하라.

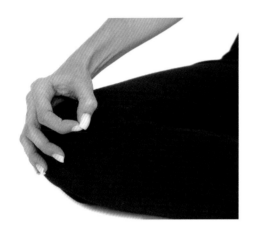

갸나 무드라

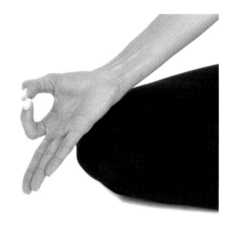

갸나 무드라

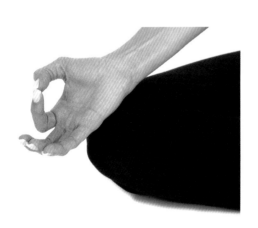

갸나 무드라

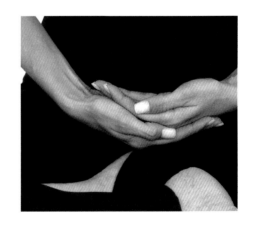

디야나 무드라

10장
누운 자세와
이완 자세

누워서 하는 자세들은 대개 열기를 식혀 주고 차분히 가라앉혀 주며, 수련의 마지막 순서로 행한다. 이 자세들은 피로를 풀어 주고, 정신이 맑아지게 하며, 흔히 긴장 때문에 닫혀 있는 몸 안의 공간들을 열어 준다. 이 장에 있는 각각의 누운 자세는 서혜부와 엉덩부위의 유연성을 두루 향상시키고, 소화와 배출을 촉진하며, 허리와 다리를 강화하고 스트레칭 해 준다.

이완 자세들은 몸이 신체 활동을 벗어나 쉬게 하며, 신경계가 진정되고 균형 잡히게 한다. 아기 자세는 수련 중 휴식이 필요하면 언제든 할 수 있다. 송장 자세는 대표적인 회복 자세다. 깊은 이완과 원기 회복을 위해 일반적으로 수련 마지막에 행한다. 송장 자세는 가만히 있으면서 모든 것을 있는 그대로 받아들이는 마음가짐이 요구되므로 가장 어려운 자세로 여겨지기도 한다.

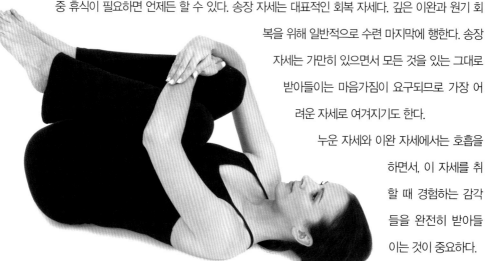

누운 자세와 이완 자세에서는 호흡을 하면서, 이 자세를 취할 때 경험하는 감각들을 완전히 받아들이는 것이 중요하다.

가슴으로 무릎 당기기 자세

아파나아사나

대응자세

▶ 송장 자세 (사바아사나)

드리쉬티

▶ 눈을 감고
▶ 앞쪽

신체적 효능

▶ 척추와 어깨가 스트레칭 된다
▶ 소화력이 좋아진다
▶ 복부의 장기와 등이 마사지된다
▶ 허리 통증이 완화된다
▶ 엉덩부위가 열린다

정신적 효능

▶ 스트레스가 줄어든다

이 자세를 피해야 하는 경우

▶ 무릎 부상
▶ 탈장

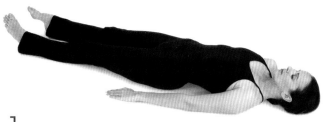

1
다리를 뻗고 바닥에 눕는다.

발등을 일자로 곧게 펴고
발가락을 모은다.

양손을 무릎 바로
아래에 얹는다.

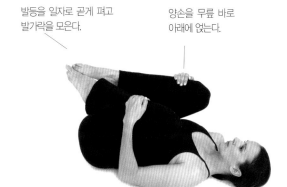

2
무릎을 굽혀 가슴으로 당기고, 두 무릎 사이를 벌린다.

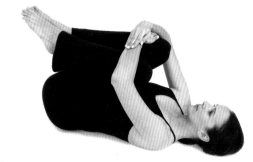

3
무릎을 모으고, 두 팔로 다리를 감싼다.

4

오른쪽으로 구른다.

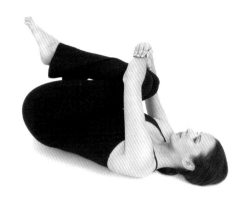

5

왼쪽으로 구른다.

6

대여섯 번 반복한 뒤, 그 자세로 등을 대고 눕거나
사바아사나(218쪽)로 휴식한다.

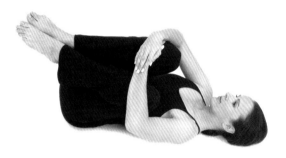

누운 영웅 자세

숩타 비라아사나

대응자세

▶ 다운독 자세 (아도 무카 슈바나아사나)

드리쉬티

▶ 천장

▶ 눈을 감고

신체적 효능

▶ 등 아랫부분이 열리고 풀어진다

▶ 가슴이 열려서 폐활량이 커진다

▶ 엉덩부위, 무릎, 발목관절의 건강과 기능이 증진된다

▶ 갑상샘과 부갑상샘의 호르몬 생산이 촉진된다

▶ 갱년기 증후군 완화에 도움이 된다

▶ 고혈압의 정상화에 도움이 된다

▶ 신경계가 안정된다

정신적 효능

▶ 중심이 잡히고 안정됨을 느낀다

▶ 정신이 맑아진다

▶ 마음이 차분해진다

이 자세를 피해야 하는 경우

▶ 무릎이나 발목 부상 (쉬운 변형자세를 한다)

▶ 관절염 (쉬운 변형자세를 한다)

▶ 심장 질환

▶ 임신 (첫 3개월 후에는 쉬운 변형자세를 한다)

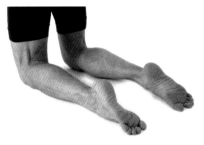

1

무릎을 바닥에 대고 서서, 발등을 바닥에 대고 발과 발목을 무릎과 일자로 정렬시킨다.

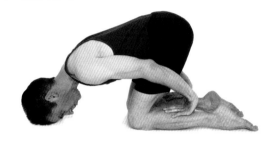

2

양손으로 종아리 근육을 뒤로 밀면서 고르게 펴되, 다리 안쪽과 바깥쪽의 살집을 같게 유지한다. 필요하면 이마를 바닥에 내려놓는다.

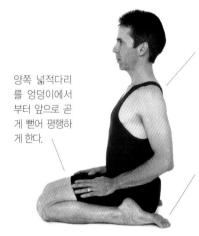

어깨를 뒤로 당긴다. 어깨뼈를 등 아래로 끌어내린다.

양쪽 넓적다리를 엉덩이에서부터 앞으로 곧게 뻗어 평행하게 한다.

발목을 곧게 펴고 발등을 바닥에 붙인다. 열 개의 발가락 전체로 바닥을 눌러서 발과 정강이 근육을 단단하게 만든다.

3

양쪽 발목 사이에 앉아서, 아랫배에서부터 머리까지 뻗어 올린다. 발목 안쪽과 엉덩이 사이에 공간을 남기지 않는다.

4

양손을 등 뒤로 가져가 바닥을 짚고, 천천히 뒤로 누우면서 팔뚝으로 바닥을 짚고, 팔뚝에 몸을 기댄다.

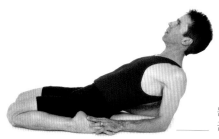

몸통의 무게를 팔꿈치로 받친다.

5

몸통을 완전히 내려 바닥에 눕고, 어깨를 바닥에 댄 상태에서 머리 위로 팔을 뻗는다. 편안하게 느껴지는 한, 충분히 오래 자세를 유지한다. 준비가 되면 팔을 몸통 옆으로 내린다. 팔꿈치를 굽혀 바닥을 누르며 뒤로 당겨서 몸무게를 지탱한다. 턱을 가슴으로 당기고, 팔꿈치로 바닥을 누르며 몸을 일으킨다. 다운독 자세(52쪽 참고)로 스트레칭을 한다.

골반을 살짝 굽혀서 허리에 곡선이 생기게 한다. 그런 다음 꼬리뼈를 늘이며, 무릎을 통해 바깥으로 뻗는다.

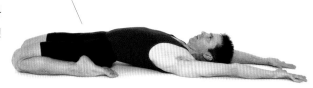

쉬운 변형자세

받친 영웅 자세(214쪽)를 참고한다. 1부터 5단계까지 순서를 따르되, 만일 바닥에 완전히 앉을 수 있다면 볼스터나 접은 담요 대여섯 장으로 등을 받친다. 바닥에 앉을 수 없으면, 엉덩이와 허리 아래를 볼스터로 받친다.

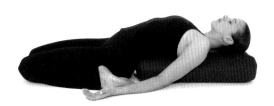

다른 변형자세

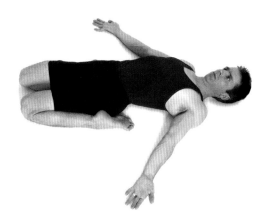

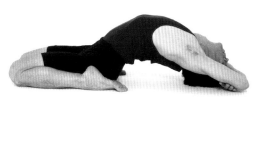

누워서 엄지발가락 잡기 자세

숩타 파당구쉬타아사나

대응자세

▶ 가슴으로 무릎 당기기 자세 (아파나아사나)

드리쉬티

▶ 천장

▶ 엄지발가락

신체적 효능

▶ 전립선이 자극된다

▶ 소화력이 좋아진다

▶ 엉덩부위, 종아리, 넓적다리가 스트레칭 된다

▶ 오금줄과 허리근이 열린다

▶ 무릎이 강화된다

▶ 생리통과 허리 통증이 완화된다

▶ 생식계 건강이 증진된다

▶ 발바닥활이 강화된다

▶ 좌골신경통과 허리 통증이 완화된다

정신적 효능

▶ 마음이 차분해진다

▶ 스트레스가 줄어든다

이 자세를 피해야 하는 경우

▶ 두통

▶ 고혈압 (쉬운 변형자세를 한다)

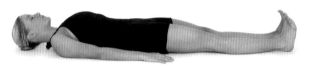

1

바닥에 반듯하게 눕는다. 다리를 힘차게 뻗어 발가락을 넓게 벌린다. 넓적다리의 윗부분을 최대한 단단하게 바닥에 붙인다. 넓적다리를 낮추기 좋도록 허리를 살짝 오목하게 만든다.

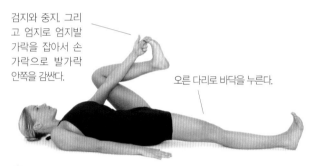

검지와 중지, 그리고 엄지로 엄지발가락을 잡아서 손가락으로 발가락 안쪽을 감싼다.

오른 다리로 바닥을 누른다.

2

왼 무릎을 굽혀서, 넓적다리 안쪽으로 왼손을 뻗어 엄지발가락을 잡는다.

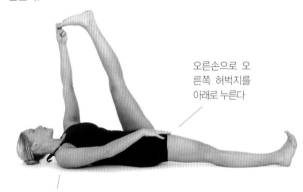

오른손으로 오른쪽 허벅지를 아래로 누른다

어깨로 바닥을 누르고, 어깨뼈를 등에서 허리 쪽으로 내린다.

3

오른쪽 넓적다리는 바닥에 고정시킨 상태에서, 엄지발가락을 쥔 채로 왼 다리를 위로 쭉 뻗는다. 골반에서부터 왼쪽 발바닥까지 뻗으며, 왼쪽 넓적다리를 배에서 멀리 오금줄(햄스트링) 쪽으로 누른다.

쉬운 변형자세

1부터 3단계까지 순서대로 지시를 따르되, 벨트로
발바닥을 건다. 벨트의 끝부분을 한손으로 잡는다.

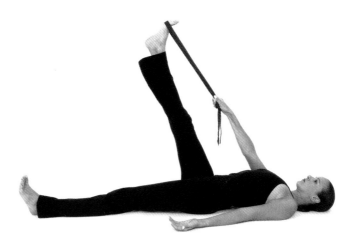

누운 나비 자세

숩타 밧다 코나아사나

드리쉬티

▶ 눈을 감고

신체적 효능

▶ 소화력과 혈액 순환이 좋아진다

▶ 전립선, 콩팥, 요로가 건강하게 유지된다

▶ 하지정맥류가 예방된다

▶ 생식계 건강이 증진된다

▶ 가슴이 열린다

▶ 피로가 풀리고, 두통이 완화된다

정신적 효능

▶ 감각이 내면으로 향하게 하는 데 도움이
　된다

▶ 가벼운 우울증, 스트레스, 불안감이 완화된
　다

이 자세를 피해야 하는 경우

▶ 무릎이나 서혜부 부상 (쉬운 변형자세를
　한다)

▶ 허리 통증 (쉬운 변형자세를 한다)

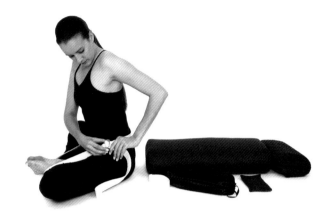

1

크고 평평한 볼스터의 가장자리를 깔고 앉는다. 양쪽 발바닥을 붙이고, 무릎을 양옆으로 내린다. 벨트를 허리둘레와 넓적다리 위, 골반 앞과 발 아래로 지나도록 채워서, 엉치뼈(천골)를 편안하게 지지할 수 있을 만큼 조인다.

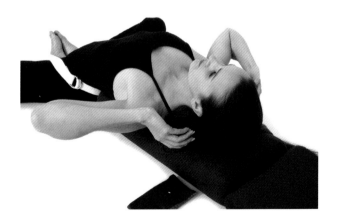

2

천천히 볼스터 위로 몸을 눕히고, 필요에 따라 도구들을 조정한다.

3

원한다면 목 받침이나 돌돌 말은 수건으로 목을 받치고, 감은 눈 위에 눈 베개를 얹는다.

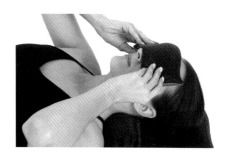

4

편안히 이완하며 자세를 취하고, 천천히 고르게 호흡한다.

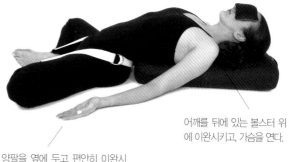

어깨를 뒤에 있는 볼스터 위에 이완시키고, 가슴을 연다.

양팔을 옆에 두고 편안히 이완시키며, 손바닥은 위를 향하게 한다.

쉬운 변형자세

1부터 4단계까지 순서를 따르되, 무릎이나 넓적다리 밑에 담요나 블록을 받쳐 근육의 긴장을 완화시킨다.

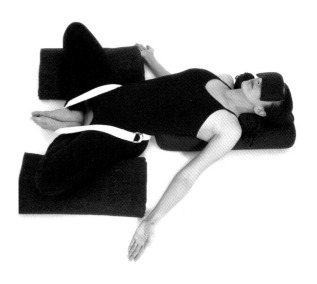

누워서 다리 열어 척추 비틀기 자세

자타라 파리바르타나아사나

대응자세

▶ 가슴으로 무릎 당기기 자세 (아파나아사나)

드리쉬티

▶ 눈을 감고
▶ 뻗은 손끝 너머

신체적 효능

▶ 척추와 어깨가 스트레칭 된다
▶ 소화력과 혈액 순환이 좋아진다
▶ 복부 장기가 마사지된다
▶ 허리가 강화된다
▶ 허리 통증, 목 통증, 좌골신경통이 완화된다
▶ 엉덩부위가 열린다

정신적 효능

▶ 스트레스와 가벼운 우울증, 불안감 완화에 도움이 된다

이 자세를 피해야 하는 경우

▶ 저혈압
▶ 생리 기간

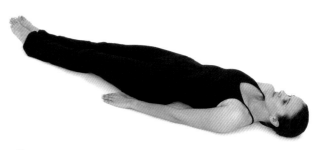

1
등을 대고 누워서 다리를 뻗는다.

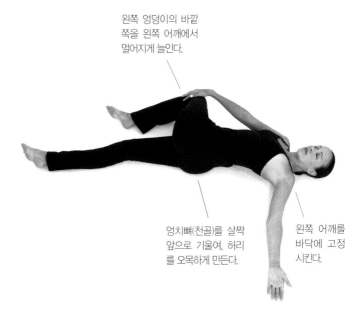

왼쪽 엉덩이의 바깥쪽을 왼쪽 어깨에서 멀어지게 늘인다.

엉치뼈(천골)를 살짝 앞으로 기울여, 허리를 오목하게 만든다.

왼쪽 어깨를 바닥에 고정시킨다.

2
왼 다리를 당겨 올린 다음, 오른손으로 잡아서 몸통을 가로질러 비튼다.

3

비틀기를 깊게 하려면, 오른 다리를 뒤로 굽혀 왼
손으로 발을 잡고, 엉덩이 쪽으로 발꿈치를 끌어
당긴다.

왼쪽 무릎을 계속 낮추
며, 배와 가슴을 오른쪽
으로 비튼다.

꼬리뼈를 아래로 늘이며,
두 다리를 통해 뻗는다.

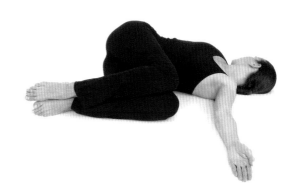

쉬운 변형자세

두 다리를 몸의 한쪽 옆으로 모아서 유지한다.

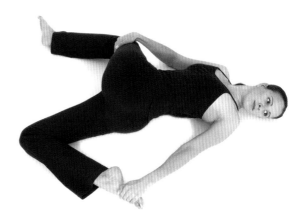

다른 변형자세

받친 다리 자세

살람바 세투 반다 사르방가아사나

대응자세

▶ 가슴으로 무릎 당기기 자세 (아파나아사
  나)

드리쉬티

▶ 천장
▶ 눈을 감고

신체적 효능

▶ 허리 통증이 완화된다
▶ 심장, 가슴, 목, 척추가 열린다
▶ 소화기관과 생식기관의 혈액 순환이 개선
  된다
▶ 뇌하수체와 갑상샘, 부갑상샘의 기능이 활
  성화된다
▶ 생리통이 완화된다
▶ 천식, 고혈압, 축농증 완화에 도움이 된다

정신적 효능

▶ 신경계가 활성화된다
▶ 스트레스와 가벼운 우울증, 불안감이 줄어
  든다

이 자세를 피해야 하는 경우

▶ 임신 (임신 6개월 이후에는 하지 않는다)
▶ 목이나 척추 부상

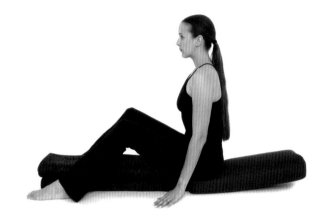

1
허리를 곧게 펴고, 볼스터 두 개나 접은 담요를 세로로 길게 이어
붙여서 그 중간쯤에 앉는다.

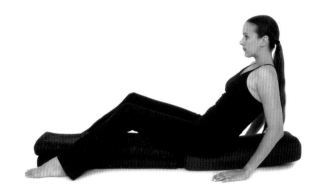

2
손으로 몸무게를 지탱하며, 몸을 볼스터 위로 천천히 기울이기 시
작한다.

212

3

양손바닥 전체로, 몸을 받친 도구 옆 바닥을 짚어
서서히 부드럽게 몸을 눕힌다. 어깨와 목과 머리
가 바닥에 닿게 한다.

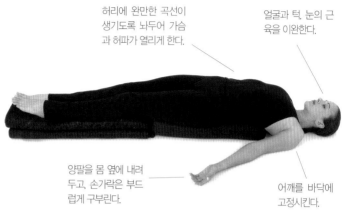

허리에 완만한 곡선이
생기도록 놔두어 가슴
과 허파가 열리게 한다.

얼굴과 턱, 눈의 근
육을 이완한다.

양팔을 몸 옆에 내려
두고, 손가락은 부드
럽게 구부린다.

어깨를 바닥에
고정시킨다.

받친 영웅 자세

숩타 살람바 비라아사나

대응자세

▶ 다운독 자세 (아도 무카 슈바나아사나)

드리쉬티

▶ 눈을 감고

▶ 위쪽

신체적 효능

▶ 등 아랫부분이 열리고 풀어진다

▶ 엉덩부위, 무릎, 발목관절의 건강과 기능
  이 증진된다

▶ 갑상샘과 부갑상샘의 호르몬 생산이 촉진
  된다

▶ 갱년기 증후군 완화에 도움이 된다

▶ 고혈압 치료에 도움이 된다

정신적 효능

▶ 중심이 잡히고 안정된 느낌이 든다

▶ 마음이 차분해진다

▶ 스트레스와 가벼운 우울증, 불안감이 줄어
  든다

이 자세를 피해야 하는 경우

▶ 무릎이나 발목 부상 (쉬운 변형자세를 한
  다)

▶ 관절염 (쉬운 변형자세를 한다)

▶ 임신 (임신 3개월까지는 받침대를 추가하
  여 사용한다)

▶ 심장질환

▶ 임신 (임신 3개월 이후에는 하지 않는다)

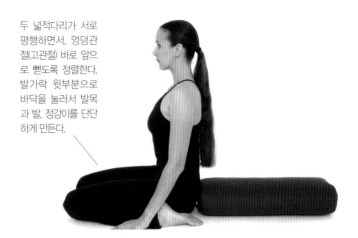

두 넓적다리가 서로 평행하면서. 엉덩관절(고관절) 바로 앞으로 뻗도록 정렬한다. 발가락 윗부분으로 바닥을 눌러서 발목과 발. 정강이를 단단하게 만든다.

1

무릎을 뒤로 굽혀서 바닥에 앉는다. 양쪽 발꿈치는 엉덩이 바깥쪽에 둔다. 크고 평평한 볼스터를 등 뒤 엉덩이에 붙여서 놓는다.

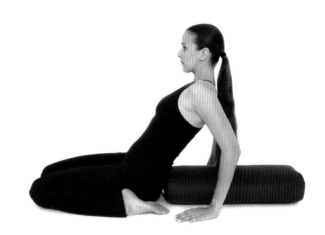

2

척추를 길게 유지하며, 팔꿈치를 굽혀서 볼스터 위로 눕는다.

3

팔은 몸 옆에 내려놓고, 볼스터 위에 누워 휴식한
다. 볼스터 위에 어깨를 이완시킨다.

4

몸이 잘 받쳐지면, 호흡에 집중하면서 편안히 이
완하며 자세로 녹아든다.

엉덩이는 계속 바닥에 붙인다.
꼬리뼈를 안으로 말아 넣으며
내리고, 엉덩이에서부터 무릎까
지 뻗어 낸다.

어깨를 편안히 이완
하고, 가슴을 연다.

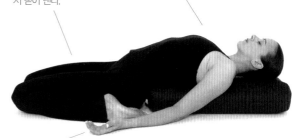

손바닥은 위로 열
어, 받아들이는 상
태가 되게 한다.

쉬운 변형자세

1부터 3단계까지 순서를 따르되, 볼스터를 엉덩이
와 등 밑에 둔다.

아기 자세

발라아사나

드리쉬티

▶ 눈을 감고

신체적 효능

▶ 머리, 목, 가슴의 통증이 완화된다

▶ 골반 바닥, 엉덩부위, 등 아랫부분이 열린다

▶ 발목, 무릎, 엉덩이가 스트레칭 된다

▶ 등의 윗부분이 열린다

정신적 효능

▶ 마음이 차분해진다

▶ 스트레스가 줄어든다

▶ 피로가 줄어든다

이 자세를 피해야 하는 경우

▶ 임신 (무릎 사이를 벌려서 유지하고, 복부를 압박하지 않는다)

▶ 무릎이나 발목, 엉덩부위 부상

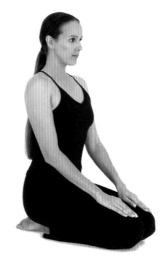

1

발꿈치를 깔고 앉는다. 어깨는 엉덩이 위에 오게 한다.

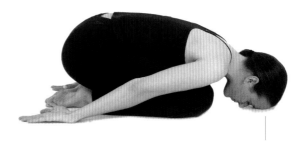

이마를 바닥에 내려놓고, 얼굴은 부드럽게 한다.

2

상체를 앞으로 굽혀서, 가슴을 넓적다리 위에 가볍게 얹는다.

3

선택 사항으로, 팔을 앞으로 가져온다. 손끝을 어깨에서 멀어지게 걷듯이 앞으로 움직인다.

엉덩이에서부터 어깨까지 뻗어서 몸의 옆면을 길게 늘인다.

팔을 편안히 이완하여 바닥에 내려놓는다.

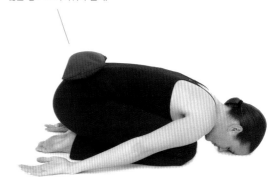

4

선택 사항으로, 작은 모래주머니나 볼스터를 허리에 얹는다. 누르는 힘이 허리 근육을 풀어 줄 것이다.

여기에 쓰는 도구는 무게가 느껴질 정도로 무거워야 하지만, 이 자세에서 이완하며 회복하는 스스로의 힘을 앗아가지 않을 정도로 가벼워야 한다.

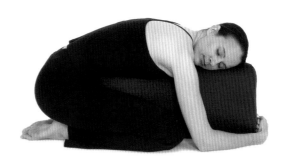

쉬운 변형자세

1부터 4단계까지 순서대로 지시를 따르되, 필요에 따라 조절해서 볼스터로 몸을 받친다. 볼스터가 들어갈 수 있도록 무릎 사이를 벌린다.

송장 자세

사바아사나

드리쉬티

▶ 눈을 감고

신체적 효능

▶ 혈압이 낮아진다
▶ 몸이 이완되고 원기가 회복된다
▶ 피로가 줄어든다

정신적 효능

▶ 스트레스와 가벼운 우울증, 불안감이 줄어
   든다
▶ 불면증이 감소된다
▶ 마음이 차분해지고 중심이 잡힌다

이 자세를 피해야 하는 경우

▶ 임신 (쉬운 변형자세를 하거나, 무릎을 가
   슴 쪽으로 당겨 한쪽으로 눕는다)
▶ 허리나 척추 부상 (쉬운 변형자세를 한다)

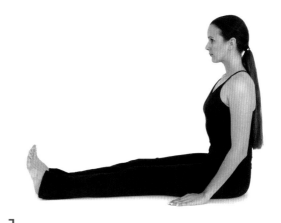

1

다리를 뻗고 앉아서, 두 손을 몸 옆에 둔다.

다리는 곧게 편 상
태를 유지한다.

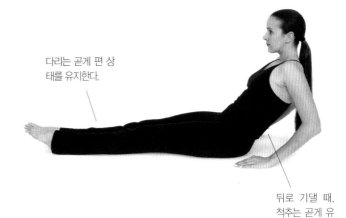

뒤로 기댈 때,
척추는 곧게 유
지한다.

2

바닥 위로 누우며, 팔로 몸을 받친다.

3

바닥에 반듯하게 눕는다.

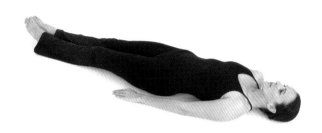

4

발이 자연스럽게 양옆으로 열려 벌어지게 한다.
바닥에 손을 내려놓고, 손바닥이 위를 향하게 해
서 두 팔을 몸통에서 30~40센티미터 정도 떨어
뜨린다. 바닥으로 완전히 이완한다.

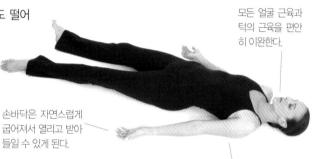

모든 얼굴 근육과
턱의 근육을 편안
히 이완한다.

손바닥은 자연스럽게
굽어져서 열리고 받아
들일 수 있게 된다.

가슴을 열면서, 어깨 뒤쪽을
바닥에 편안히 내려놓는다.

쉬운 변형자세

1부터 4단계까지 순서를 따르되, 무릎 밑에 볼스
터를 집어넣어 허리를 받친다.

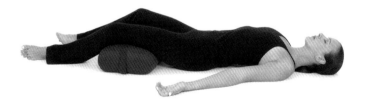

219

11장
하타 요가
시리즈

이 책에 설명된 요가 '아사나'들은 개별적으로 수련하면 큰 효과가 있다. 자세들에 익숙해진 뒤에는 연속적인 시리즈로 수련할 때 더 좋은 효과를 볼 수 있다. 이 장에서는 요가 수업에서 경험하는 것과 비슷하게 자세들을 모아서 시리즈로 만든 일련의 아사나를 소개한다. 이러한 시리즈는 우리가 호흡을 움직임과 조화시킬 수 있도록 수련에 연속성(시퀀스), 즉 흐름을 준다. 의식하면서 호흡하고 움직이다 보면, 신체와 에너지 몸, 그리고 이 둘의 관계를 더 민감하게 알아차릴 수 있다. 이러한 알아차림이 정렬의 본질이다.

또한 시리즈는 한 자세와 다음 자세 사이를 주의 깊게 연결하여 전체 수련을 조화롭게 만들어준다. 요가는 자세를 취하는 동안에만 행해지는 것이 아니라, 자세의 앞뒤에도 행해지는 것이다. 자세에서 자세로 주의 깊게 움직이면, 한결 쉽게 마음을 집중할 수 있으며, 요가의 경험이 움직이는 명상이 될 수 있을 것이다.

이 시리즈 중에는 이 책 본문에서 다루지 않은 몇 가지 자세가 포함되어 있다. 따라서 책에 나오는 비슷한 자세들을 완전히 익혀 이러한 시리즈에 대비하기를 권한다.

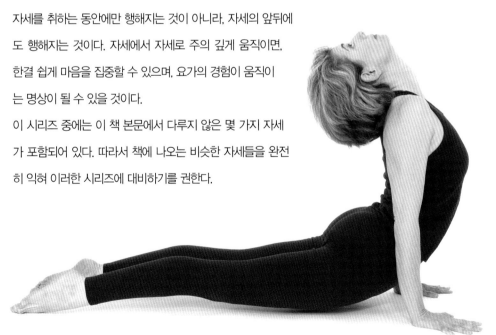

가벼운 요가 I

이 시리즈에 있는 자세들은 최고의 휴식 상태를 만들어 주며, 모든 수준의 요가 수련자가 할 수 있다. 주의를 산만하게 하는 것이 없는 조용한 방에서 이 시리즈를 수련한다. 각 자세를 편안하게 느껴지는 한 충분히 오래 유지한다. 호흡에 주의를 기울이며, 하늘에 떠가는 구름처럼 의식 안으로 자연스럽게 들어왔다가 흘러 나가는 생각들을 알아차린다. 수련하는 동안 산만해지면 주의를 다시 호흡으로 가져온다. 적어도 10분 이상 사바아사나(송장 자세)를 하고 마무리한다. 다음 쪽에 나오는 '가벼운 요가 II'를 할 때는, 다음 동작으로 가기 전에 필요하면 사바아사나를 하거나, 엎드려서 또는 아기 자세로 휴식을 취한다.

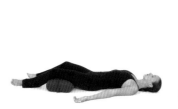

무릎을 받친 송장 자세
받친 사바아사나
218쪽

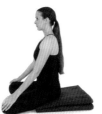

현인 자세(변형)
싯다아사나
198쪽

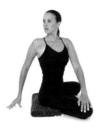

가볍게 척추 비틀기
자세(변형)
144쪽

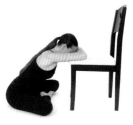

이마를 받친 전굴
자세

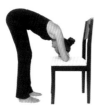

서서 하는 전굴 자세
우따나아사나
160쪽

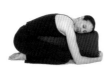

받친 아기 자세
발라아사나
216쪽

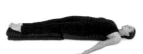

받친 다리 자세
살람바 세투 반다
사르방가아사나
212쪽

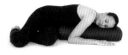

받친 척추 비틀기 자세

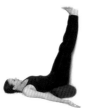

벽에 다리 올리기 자세
비파리타 카라니
116쪽

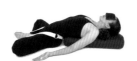

누운 나비 자세
숩타 밧다 코나아사나
208쪽

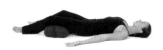

무릎을 받친 송장 자세
받친 사바아사나
218쪽

가벼운 요가 II

송장 자세
사바아사나
218쪽

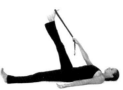

누워서 엄지발가락 잡기 자세
숩타 파당구쉬타아사나
206쪽

다리 자세
세투 반다
사르방가아사나
128쪽

가슴으로 무릎 당기기 자세
아파나아사나
202쪽

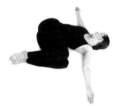

누워서 척추 비틀기 자세
자타라 파리바르타나아사
나
146쪽

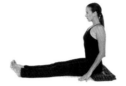

막대 자세
단다아사나
192쪽

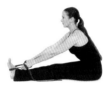

앉은 전굴 자세
파스치모따나아사나
158쪽

배를 대고 엎드리기

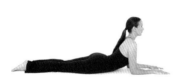

코브라 자세(변형)
부장가아사나
122쪽

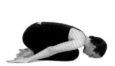

아기 자세
발라아사나
216쪽

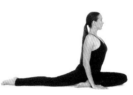

비둘기 자세
에카 파다
라자카포타아사나
140쪽

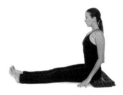

막대 자세
단다아사나
192쪽

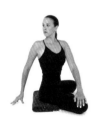

가볍게 척추 비틀기 자세(변
형)
144쪽

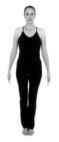

산 자세
타다아사나
50쪽

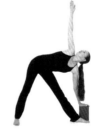

뻗은 삼각 자세
웃티타 트리코나아사나
56쪽

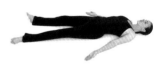

송장 자세
사바아사나
218쪽

유연성을 위한 요가 I

이 시리즈에는 힘과 유연성을 키우고 유지해 주는 자세들이 포함되어 있다. 선 자세로 시작하여 골반을 열어 주는 자세들, 후굴 자세, 진정시켜 주는 자세로 이어진다. 경배 시리즈(232~238쪽 참고)를 할 때처럼 호흡에 맞춰 동작한다.

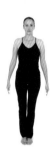

산 자세
타다아사나
50쪽

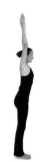

산 자세(팔을 올리고)
타다아사나
50쪽

서서 하는 전굴 자세
우따나아사나
160쪽

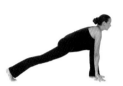

런지 자세

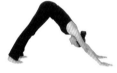

다운독 자세
아도 무카 슈바나아사나
52쪽

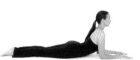

코브라 자세(변형)
부장가아사나
122쪽

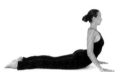

코브라 자세
부장가아사나
122쪽

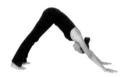

다운독 자세
아도 무카 슈바나아사나
52쪽

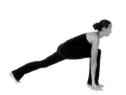

런지 자세

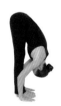

서서 하는 전굴 자세
우따나아사나
160쪽

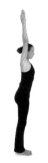

산 자세(팔을 머리 위로)
타다아사나
50쪽

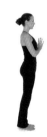

산 자세(나마스떼로 합장)
타다아사나
50쪽

224

유연성을 위한 요가 I

(계속)

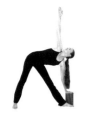

뻗은 삼각 자세
웃티타 트리코나아사나
56쪽

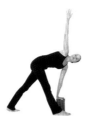

회전하는 삼각 자세
파리브리따 트리코나아사나
66쪽

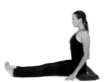

막대 자세
단다아사나
192쪽

소머리 자세
고무카아사나
190쪽

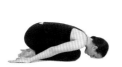

아기 자세
발라아사나
216쪽

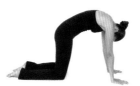

고양이 자세
138쪽

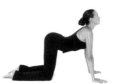

소 자세
138쪽

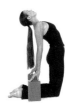

낙타 자세
우슈트라아사나
126쪽

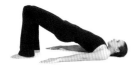

다리 자세
세투 반다 사르방가아사나
128쪽

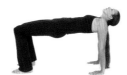

몸 앞면 강하게 늘이기,
위로 향한 널빤지 자세
푸르보따나아사나
100쪽

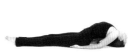

물고기 자세
마츠야아사나
136쪽

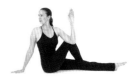

앉아서 척추 비틀기 I (변형)
마리챠아사나 I
152쪽

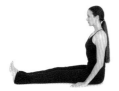

막대 자세
단다아사나
192쪽

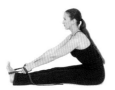

앉은 전굴 자세
파스치모따나아사나
158쪽

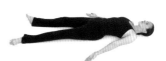

송장 자세
사바아사나
218쪽

유연성을 위한 요가 II

이 시리즈에는 힘과 유연성을 키우고 유지해 주는 자세들이 포함되어 있다. 선 자세로 시작하여 골반을 열어 주는 자세, 후굴 자세, 진정시켜 주는 자세로 이어진다. 경배 시리즈(232~238쪽 참고)를 할 때처럼 호흡에 맞춰 동작을 한다.

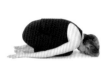

아기 자세
발라아사나
216쪽

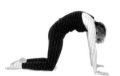

숨을 내쉬며,
고양이 자세
138쪽

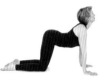

숨을 들이쉬며,
소 자세
138쪽

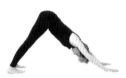

숨을 내쉬며, 다운독 자세
아도 무카 슈바나아사나
52쪽

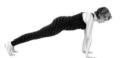

숨을 들이쉬며,
널빤지 자세(플랭크)

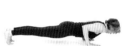

숨을 내쉬며,
사지 막대 자세
차투랑가 단다아사나
108쪽

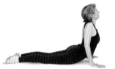

숨을 내쉬며, 코브라
자세, 숨을 들이쉬고
부장가아사나
122쪽

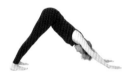

숨을 내쉬며,
다운독 자세
아도 무카 슈바나아사나
52쪽

숨을 들이쉬며,
낙타 자세
우슈트라아사나
126쪽

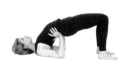

숨을 들이쉬며,
다리 자세, 내쉬고
세투 반다 사르방가아사나
128쪽

숨을 들이쉬며, 위로 향한
활 자세, 숨을 내쉬고
우르드바 다누라아사나
134쪽

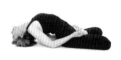

숨을 들이쉬며,
물고기 자세, 숨을 내쉬고
마츠야아사나
136쪽

숨을 내쉬며, 다리를 틀고 앉아
서 척추 비틀기 I (변형)
마리챠아사나 I
152쪽

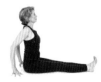

숨을 들이쉬며,
막대 자세
단다아사나
192쪽

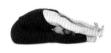

숨을 내쉬며, 앉은 전굴
자세, 숨을 들이쉬고
파스치모따나아사나
158쪽

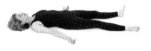

숨을 내쉬며, 송장 자세
사바아사나
218쪽

빈야사 요가 I

빈야사 요가 I, II, III은 힘과 체력을 길러 주는 훌륭한 시리즈다. 중심을 잡고 자세들을 연결할 수 있도록 웃자이 호흡에 집중한다. 오른쪽 먼저 자세를 취한 다음 왼쪽에서 반복한다.

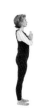

산 자세
(나마스떼로 합장)
타다아사나
50쪽

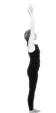

숨을 들이쉬며, 산 자세
(팔을 머리 위로)
타다아사나
50쪽

숨을 내쉬며,
서서 하는 전굴 자세
우따나아사나
160쪽

숨을 들이쉬며,
척추를 길게 늘이고

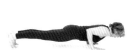

숨을 내쉬며, 사지 막대 자세
차투랑가 단다아사나
108쪽

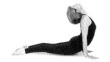

숨을 들이쉬며, 업독 자세
우르드바 무카 슈바나아사나
124쪽

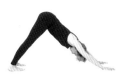

숨을 내쉬며, 다운독 자세
아도 무카 슈바나아사나
52쪽

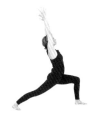

숨을 들이쉬며, 전사 자세 I
비라바드라아사나 I
62쪽

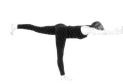

숨을 내쉬며, 전사 자세 III
비라바드라아사나 III
92쪽

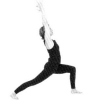

숨을 들이쉬며, 전사 자세 I
비라바드라아사나 I
62쪽

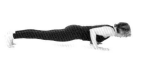

숨을 내쉬며, 사지 막대 자세
차투랑가 단다아사나
108쪽

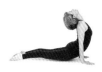

숨을 들이쉬며, 업독 자세
우르드바 무카 슈바나아사나
124쪽

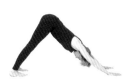

숨을 내쉬며, 다운독 자세
아도 무카 슈바나아사나
52쪽

숨을 내쉬며,
서서 하는 전굴 자세
우따나아사나
160쪽

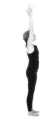

숨을 들이쉬며, 산 자세
(팔을 머리 위로)
타다아사나
50쪽

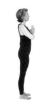

산 자세
(나마스떼로 합장)
타다아사나
50쪽

빈야사 요가 II

빈야사 요가 II 시리즈는 경배의 흐르는 움직임을 강력한 선 자세들과 결합하여 힘과 지구력을 길러 준다. 자세들을 서로 연결할 수 있도록 웃자이 호흡에 집중한다. 오른쪽 먼저 자세를 취한 다음 왼쪽에서 반복한다.

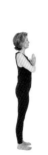

산 자세
(나마스떼로 합장)
타다아사나
50쪽

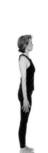

숨을 내쉬며, 산 자세
(팔을 몸 옆에)
타다아사나
50쪽

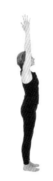

숨을 들이쉬며, 산 자세
(팔을 머리 위로)
타다아사나
50쪽

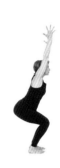

숨을 내쉬며, 의자 자세,
숨을 들이쉬고
웃카타아사나
68쪽

숨을 내쉬며,
서서 하는 전굴 자세
우따나아사나
160쪽

숨을 들이쉬며,
척추를 길게 늘이고

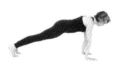

숨을 내쉬며,
널빤지 자세(플랭크),
숨을 들이쉬고

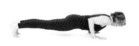

숨을 내쉬며,
사지 막대 자세
차투랑가 단다아사나
108쪽

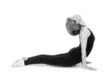

숨을 들이쉬며, 업독 자세
우르드바 무카 슈바나아사나
124쪽

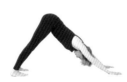

숨을 내쉬며, 다운독 자세
아도 무카 슈바나아사나
52쪽

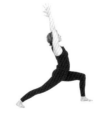

숨을 들이쉬며, 전사 자세 I
비라바드라아사나 I
62쪽

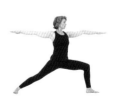

숨을 내쉬며, 전사 자세 II
비라바드라아사나 II
58쪽

빈야사 요가 II

(계속)

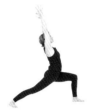

숨을 들이쉬며, 전사 자세 I
비라바드라아사나 I
62쪽

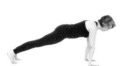

숨을 내쉬며,
널빤지 자세(플랭크),
숨을 들이쉬고

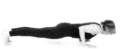

숨을 내쉬며,
사지 막대 자세
차투랑가 단다아사나
108쪽

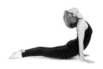

숨을 들이쉬며,
업독 자세
우르드바 무카 슈바나아사나
124쪽

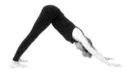

숨을 내쉬며, 다운독 자세
아도 무카 슈바나아사나
52쪽

숨을 들이쉬며,
손 가까이 발을 내딛고
척추를 길게 늘여서

숨을 내쉬며,
서서 하는 전굴 자세
우따나아사나
160쪽

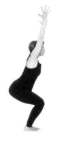

숨을 들이쉬며, 의자 자세,
숨을 내쉬고
웃카타아사나
68쪽

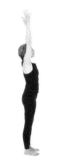

숨을 들이쉬며, 산 자세
(팔을 머리 위로)
타다아사나
50쪽

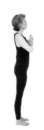

산 자세
(나마스떼로 합장)
타다아사나
50쪽

빈야사 요가 III

빈야사 요가 III는 비틀기에 초점을 맞추며 힘과 체력을 키울 수 있도록 고안된 훌륭한 시리즈다. 자세들을 서로 연결할 수 있도록 웃자이 호흡에 집중한다. 오른쪽 먼저 자세를 취한 다음 왼쪽에서 반복한다.

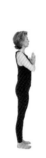

산 자세
(나마스떼로 합장)
타다아사나
50쪽

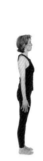

숨을 내쉬며, 산 자세
(팔을 몸 옆에)
타다아사나
50쪽

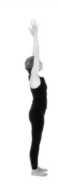

숨을 들이쉬며, 산 자세
(팔을 머리 위로)
타다아사나
50쪽

숨을 내쉬며,
서서 하는 전굴 자세
우따나아사나
160쪽

숨을 들이쉬며,
척추를 길게 늘인다

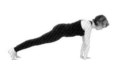

숨을 내쉬며,
널빤지 자세(플랭
크), 들이쉬고

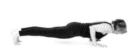

숨을 내쉬며, 사지 막대 자세
차투랑가 단다아사나
108쪽

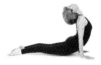

숨을 들이쉬며, 업독 자세
우르드바
무카 슈바나아사나
124쪽

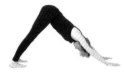

숨을 내쉬며, 다운독 자세
아도 무카 슈바나아사나
52쪽

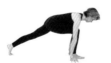

숨을 들이쉬며, 런지 자세

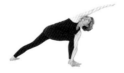

숨을 들이쉬며, 회전하며 뻗
은 측면각 자세
파리브리따
파르쉬바코나아사나
64쪽

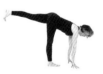

숨을 들이쉬며, 손으로
바닥 짚고, 뒤에 있는
다리를 들어 올리고

빈야사 요가 III
(계속)

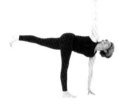

숨을 내쉬고, 숨을 들이쉬며,
회전하는 반달 자세
파리브리따 아르다
찬드라아사나
88쪽

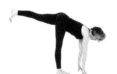

숨을 내쉬며,
어깨 밑으로
손을 내려놓고

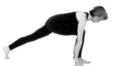

숨을 들이쉬고, 내쉬며,
런지 자세

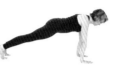

숨을 들이쉬며,
널빤지 자세(플랭크)

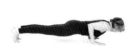

숨을 내쉬며, 사지 막대 자세
차투랑가 단다아사나
108쪽

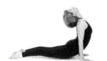

숨을 들이쉬며, 업독 자세
우르드바 무카 슈바나아사나
124쪽

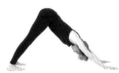

숨을 내쉬며, 다운독 자세
아도 무카 슈바나아사나
52쪽

숨을 들이쉬며,
손 가까이 발을 내딛고
척추를 길게 늘여서

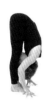

숨을 내쉬며,
서서 하는 전굴 자세
우따나아사나
160쪽

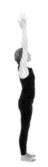

숨을 들이쉬며, 산 자세
(팔을 머리 위로)
타다아사나
50쪽

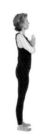

산 자세
(나마스떼로 합장)
타다아사나
50쪽

태양 경배 Ⅰ

태양 경배 Ⅰ은 대부분의 요가 수련이나 하루의 시작을 위한 훌륭한 몸 풀기 시리즈다. 또한 1분 안에 마칠 수 있는 훌륭한 독립적 시리즈이기도 하다. 시리즈를 수련하는 내내 호흡에 집중한다. 한쪽 다리로 일련의 동작을 마치면, 다른 다리로 반복한다.

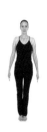

산 자세
타다아사나
50쪽

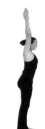

숨을 들이쉬며, 산 자세
(팔을 머리 위로)
타다아사나
50쪽

숨을 내쉬며,
서서 하는 전굴 자세
우따나아사나
160쪽

숨을 내쉬며, 런지 자세

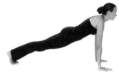

숨을 들이쉬며,
널빤지 자세(플랭크)

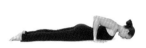

숨을 들이쉬고, 내쉬며,
코브라 자세
부장가아사나
122쪽

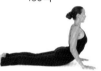

숨을 내쉬며, 코브라 자세
부장가아사나
122쪽

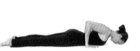

숨을 들이쉬고, 내쉬며,
코브라 자세
부장가아사나
122쪽

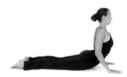

숨을 들이쉬며, 코브라 자세
부장가아사나
122쪽

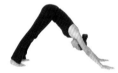

숨을 내쉬며, 다운독 자세
아도 무카 슈바나아사나
52쪽

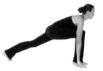

숨을 들이쉬며,
런지 자세

숨을 내쉬며,
서서 하는 전굴 자세
우따나아사나
160쪽

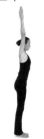

숨을 들이쉬며, 산 자세
(팔을 머리 위로)
타다아사나
50쪽

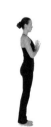

숨을 내쉬며, 산 자세
(나마스떼로 합장)
타다아사나
50쪽

태양 경배 II

태양 경배 II도 대부분의 요가 수련을 위한 훌륭한 몸 풀기 루틴이며, 체력과 힘, 유연성을 키워 주는 독립적인 시리즈로 쓸 수 있다. 1분 안에 마칠 수 있다. 자세들을 서로 연결할 수 있도록 웃자이 호흡에 집중한다.

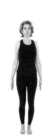

숨을 내쉬며, 산 자세
타다아사나
50쪽

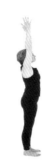

숨을 들이쉬며, 산 자세
(팔을 머리 위로)
타다아사나
50쪽

숨을 내쉬며, 서서 하는
전굴 자세
우따나아사나
160쪽

숨을 들이쉬며,
척추를 길게 늘이고

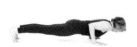

숨을 내쉬며, 사지 막대 자세
차투랑가 단다아사나
108쪽

숨을 들이쉬며, 업독 자세
우르드바 무카 슈바나아사나
124쪽

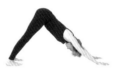

숨을 내쉬며, 다운독 자세
아도 무카 슈바나아사나
52쪽

숨을 들이쉬며,
척추를 길게 늘이고

숨을 내쉬며,
서서 하는 전굴 자세
우따나아사나
160쪽

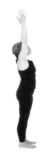

숨을 들이쉬며, 산 자세
(팔을 머리 위로)
타다아사나
50쪽

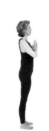

숨을 내쉬며, 산 자세
(나마스떼로 합장)
타다아사나
50쪽

달 경배 Ⅰ

이 시리즈는 후굴을 주로 하는 경배다. 호흡에 맞춰 움직인다. 휴식이 필요하면, 일련의 동작을 계속하기 전에 열 번의 호흡 동안 아기 자세를 유지한다. 아래의 사진들은 오른편으로 진행하는 시리즈를 보여 준다. 아래의 동작 전체를 마친 다음에는 왼편으로 반복한다.

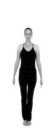

숨을 내쉬며, 산 자세
타다아사나
50쪽

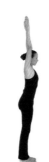

숨을 들이쉬며, 산 자세
(팔을 머리 위로)
타다아사나
50쪽

숨을 내쉬며,
서서 하는 전굴 자세
우따나아사나
160쪽

숨을 들이쉬며,
화환 자세
말라아사나
172쪽

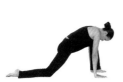

숨을 내쉬며,
손을 바닥에 내려놓고,
런지 자세

숨을 들이쉬며,
초승달 런지 자세(변형)
알라나아사나
60쪽

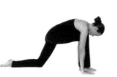

숨을 내쉬며,
런지 자세

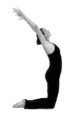

숨을 들이쉬며,
낙타 자세(변형)
우슈트라아사나
126쪽

숨을 내쉬며, 아기 자세
발라아사나
216쪽

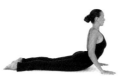

숨을 들이쉬며,
앞으로 코브라 자세
부장가아사나
122쪽

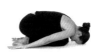

숨을 내쉬며, 아기 자세
발라아사나
216쪽

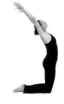

숨을 들이쉬며,
낙타 자세(변형), 숨을 내쉬고
우슈트라아사나
126쪽

달 경배 I
(계속)

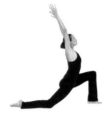

숨을 들이쉬며,
초승달 런지 자세(변형)
알라나아사나
60쪽

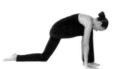

숨을 내쉬며, 런지 자세

숨을 들이쉬며,
화환 자세(변형)
말라아사나
172쪽

숨을 내쉬며,
서서 하는 전굴 자세
우따나아사나
160쪽

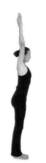

숨을 들이쉬며, 산 자세
(팔을 머리 위로)
타다아사나
50쪽

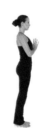

숨을 내쉬며, 산 자세
(나마스떼로 합장)
타다아사나
50쪽

달 경배 II

이 시리즈는 앞과 옆, 뒤로 굽히는 자세를 망라하는 폭넓은 범위의 자세들로 이루어져 있다. 웃자이 호흡에 맞춰 움직인다. 휴식이 필요하면, 일련의 자세를 계속하기 전에 열 번의 호흡 동안 아기 자세에 머무른다.

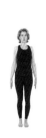

숨을 내쉬며, 산 자세
타다아사나
50쪽

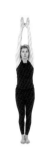

숨을 들이쉬며, 산 자세
(두 엄지를 붙여서,
팔을 머리 위로)
타다아사나
50쪽

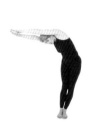

숨을 내쉬며, 앞으로 살짝 기울여 옆으로 굽히고

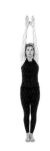

숨을 들이쉬며, 산 자세
(두 엄지를 붙여서,
팔을 머리 위로)
타다아사나
50쪽

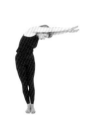

숨을 내쉬며,
앞으로 살짝 기울여
반대편으로 굽히고

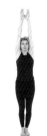

숨을 들이쉬며, 산 자세
(두 엄지를 붙여서,
팔을 머리 위로)
타다아사나
50쪽

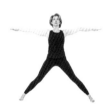

숨을 내쉬며, 다리 사이를 넓게 벌리고 팔을 옆으로 뻗으며,
숨을 들이쉬고

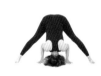

숨을 내쉬며, 서서 강하게 다리 펴기 자세
프라사리타
파도따나아사나
70쪽

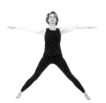

숨을 들이쉬며,
몸을 일으키고

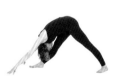

숨을 내쉬며, 강하게 옆면 늘이는 자세
파르쉬보따나아사나
76쪽

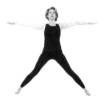

숨을 들이쉬며,
몸을 일으키고

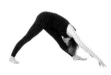

숨을 내쉬며, 강하게 옆면 늘이는 자세
파르쉬보따나아사나
76쪽

달 경배 II
(계속)

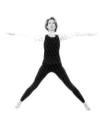

숨을 들이쉬며,
몸을 일으키고,
숨을 내쉬고

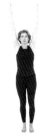

숨을 들이쉬며, 산 자세
(팔을 머리 위로)
타다아사나
50쪽

숨을 내쉬며, 서서 하는
전굴 자세, 들이쉬고
우따나아사나
160쪽

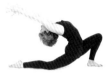

숨을 내쉬며, 오른발을
뒤로, 숨을 들이쉬며,
양팔을 위로

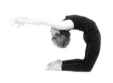

숨을 내쉬며, 왼 다리를 가져와서,
무릎으로 서고, 숨을 들이쉬며
위로 뻗어, 허리를 뒤로 굽혀서
낙타 자세(변형)
우슈트라아사나
126쪽

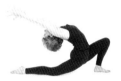

숨을 내쉬며, 오른발을
앞으로, 숨을 들이쉬며
양팔을 위로

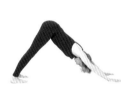

숨을 내쉬며, 다운독 자세
아도 무카 슈바나아사나
52쪽

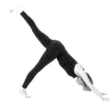

숨을 들이쉬며, 척추와 일
직선으로 오른 다리를 들
어 올린 다운독 자세(변형)
아도 무카 슈바나아사나
52쪽

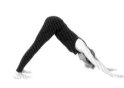

숨을 내쉬며, 다운독 자세
아도 무카 슈바나아사나
52쪽

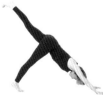

숨을 들이쉬며, 척추와 일직
선으로 왼 다리를 들어
올린 다운독 자세(변형)
아도 무카 슈바나아사나
52쪽

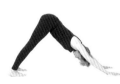

숨을 내쉬며, 다운독 자세
아도 무카 슈바나아사나
52쪽

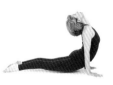

숨을 들이쉬며, 업독 자세
우르드바 무카 슈바나아사
나
124쪽

달 경배 II

(계속)

숨을 내쉬며, 아기 자세
발라아사나
216쪽

숨을 들이쉬며, 화환 자
세(변형), 숨을 내쉬고
말라아사나
172쪽

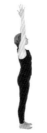

숨을 들이쉬며, 산 자세
(팔을 머리 위로)
타다아사나
50쪽

숨을 내쉬며,
서서 하는 전굴 자세
우따나아사나
160쪽

숨을 들이쉬며,
척추를 길게 늘이고

숨을 내쉬며,
서서 하는 전굴 자세
우따나아사나
160쪽

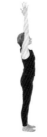

숨을 들이쉬며, 산 자세
(팔을 머리 위로)
타다아사나
50쪽

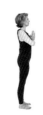

숨을 내쉬며, 산 자세
(나마스떼로 합장)
타다아사나
50쪽

추천 도서

Baptiste, Baron. 2002. *Journey Into Power.* New York: Fireside.

Bouanchaud, Bernard. 1997. *The Essence of Yoga.* Portland: Rudra Press.

Browning-Miller, Elise, and Carol Blackman. 1999. *Life Is a Stretch.* St. Paul: Llewellyn.

Desikachar, T.K.V. 1995. *The Heart of Yoga.* Rochester, NY: Inner Traditions International.

Durgananda, Swami. 2001. *The Heart of Meditation.* South Fallsburg, NY: Siddha Yoga.

Frawley, David. 1999. *Yoga & Ayurveda.* Twin Lakes, WI: Lotus Press.

Hirschi, Gertrude. 2000. *Mudras: Yoga in Your Hands.* Boston, MA: Red Wheel/Weiser.

Iyengar, B.K.S. 1977. *Light on Yoga: Yoga Dipika.* New York: Schoken Books.

Iyengar, B.K.S. 1992. *Light on Pranayama: The Yogic Art of Breathing.* New York: Crossroads.

Judith, Anodea. 2002. *Wheels of Life: A User's Guide to the Chakra System.* St. Paul: Llewellyn.

Khalsa, Dharma Singh, and Cameron Stauth. 2001. *Meditation as Medicine.* New York: Simon & Schuster.

Lad, Dr. Vasant. 1984. *Ayurveda—The Science of Self-Healing.* Twin Lakes, WI: Lotus Press.

Lasater, Judith. 1995. *Relax and Renew.* Berkeley: Rodmell Press.

LeShan, Lawrence. 1974. *How to Meditate.* New York: Little, Brown & Company.

Mehta, Silva, et al. 1990. *Yoga: The Iyengar Way.* New York: Knopf.

Olivelle, Patrick. 1996. *Upanishads.* New York: Oxford University Press.

Schiffman, Erich. 1996. *Yoga: The Spirit and Practice of Moving Into Stillness.* New York: Pocket.

자료

요가 교육기관 — 북미 지역 본부

아난다 요가
J. 도널드 월터스 (크리야난다), 설립자
14618 Tyler Foote Rd.
Nevada City, CA 95959
(800) 346-5350
www.expandinglight.org

아누사라 요가
존 프렌드, 설립자
9400 Grogans Mill Rd., Ste. 200
The Woodlands, TX 77380
(888) 398-9642
www.anusara.com

아쉬탕가 요가
스리 파타비 조이스, 설립자
데이비드 스웬슨, Ashtanga Yoga Productions
P.O. Box 5099
Austin, TX 78763
미국: (800) 684-6927
캐나다: (604) 732-6111
www.ashtanga.net

바바지의 크리야 하타 요가
마샬 고빈단, 설립자
196 Mountain Rd., P.O. Box 90
Eastman, Quebec, Canada J0E 1P0
(888) 252-YOGA
www.babaji.ca

뱁티스트 파워 요가 인스티튜트
배런 뱁티스트, 설립자

P.O. Box 400279
Cambridge, MA 02140
(617) 441-2144
www.baronbaptiste.com

비크람 요가
비크람 초드리, 설립자
1862 S. La Cienega Blvd.
Los Angeles, CA 90035
(310) 854-5800
www.bikramyoga.com

히말라야 인스티튜트
스와미 라마, 설립자
RR1 Box 1127
Honesdale, PA 18431-9706
(800) 822-4547
www.himalayaninstitute.org

인테그럴 요가 인스티튜트
스리 스와미 삿치다난다, 설립자
Route 1, Box 1720
Buckingham, VA 23921
(434) 969-3121
www.yogaville.org

아헹가 요가 인스티튜트 샌프란시스코
B.K.S. 아헹가, 설립자
2404 27th Ave.
San Francisco, CA 94116
(415) 753-0909
www.iyisf.org

국제 시바난다 요가 베단타 센터
스와미 비쉬누-데바난다, 설립자
5178, St-Laurent Blvd.
Montreal, Canada H2T 1R8 Quebec, Canada
미국: (800) 783-YOGA
캐나다: (800) 263-YOGA
www.sivananda.org

크리팔루 센터
요기 암릿 데사이, 설립자
P.O. Box 793
Lenox, MA 01240
(800) 741-7353
www.kripalu.org

3HO 쿤달리니 요가 센터
요기 바잔, 설립자
01A Ram Das Guru Place
Espanola, NM 87532
www.yogibhajan.com

마운트 마돈나 센터
바바 하리 다스, 설립자
445 Summit Rd.
Watsonville, CA 95076
(408) 847-0406
www.mountmadonna.org

트라이 요가
칼리 레이, 설립자
P.O. Box 6367
Malibu, CA 90264
(310) 5890600
www.kaliraytriyoga.com

화이트 로터스 요가
강가 화이트, 설립자
2500 San Marcos Pass
Santa Barbara, CA 93105
(805) 964-1944
www.whitelotus.org

요가 도구 및 의류 구입처

이 책에서 사용한 대부분의 요가 용품은 허거머거(Hugger Mugger Yoga Products) 제품이다.

Hugger Mugger Yoga Products
3937 South 500 West
Salt Lake City, UT 84123
(800) 473-4888
www.huggermugger.com

기타 요가 용품 구입처:

Asana
2118 Wilshire Blvd., Suite 850
Santa Monica, CA 90403
(888) 511-1144

asana2@earthlink.net

Bheka yoga supplies
(800) 366–4541
www.bheka.com

Blue Lotus Yoga Essentials
3120 Central Ave. SE
Albuquerque, NM 87106
(888) 645–4452
www.bluelotusyoga.com

The Sitting Room
(자푸 방석 및 명상 용품)
P.O. Box 885044
San Francisco, CA 94188
(800) 720–9642
www.yogamats.com

Tools for Yoga
P.O. Box 99
Chatham, NJ 07928
(973) 966–5311
www.yogapropshop.com

Yoga Pro
P.O. Box 7612
Ann Arbor, MI 48107
(800) 488–8414
www.yogapro.com

YogaSuperStore.com
6947 California St.
San Francisco, CA 94121
(866) 300–5298
www.yogasuperstore.com

Yoga Zone
3342 Melrose Ave. NW
Roanoke, VA 24017
(800) 264–9642
www.yogazone.com

아사나 찾아보기

한 글 이 름 으 로 찾 는 사 진 색 인

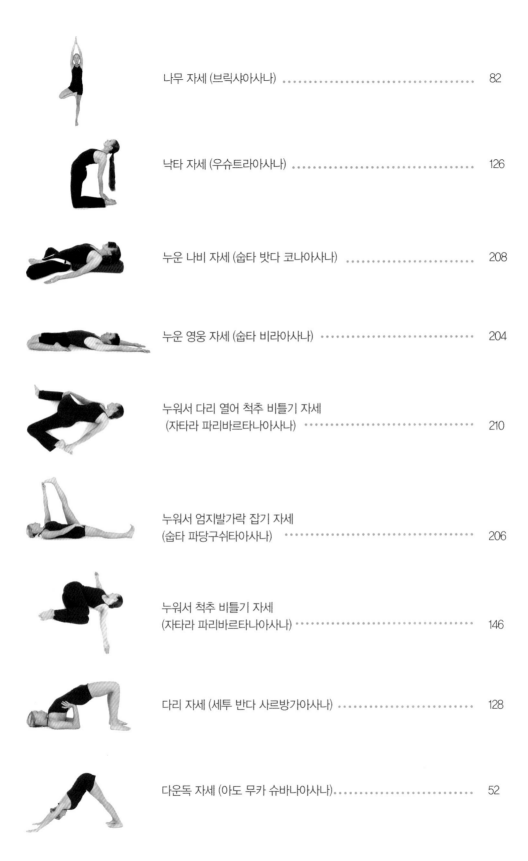

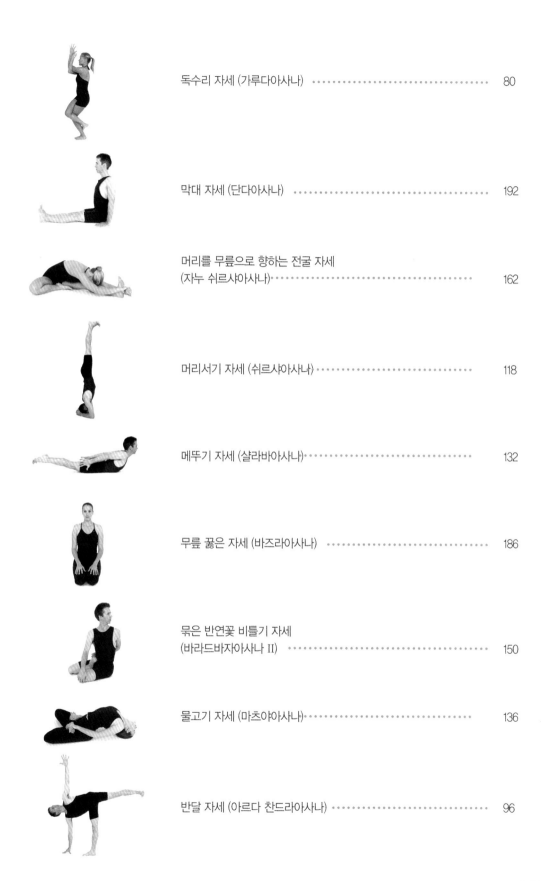

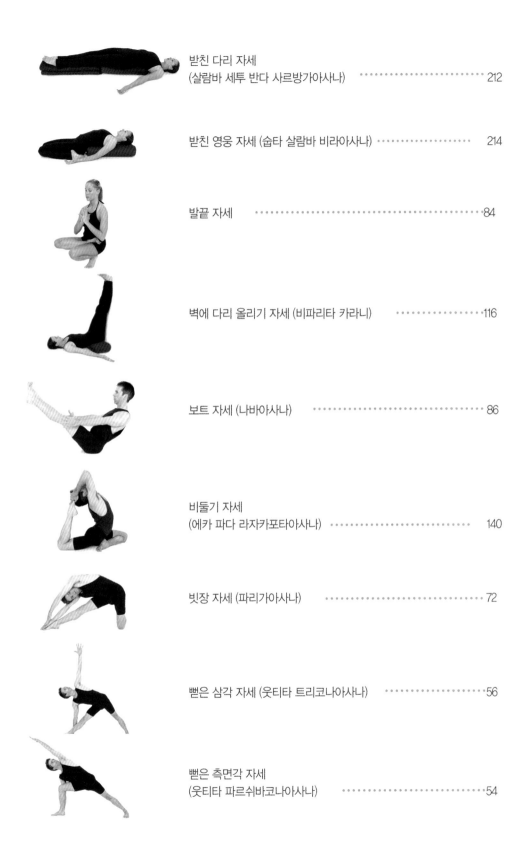

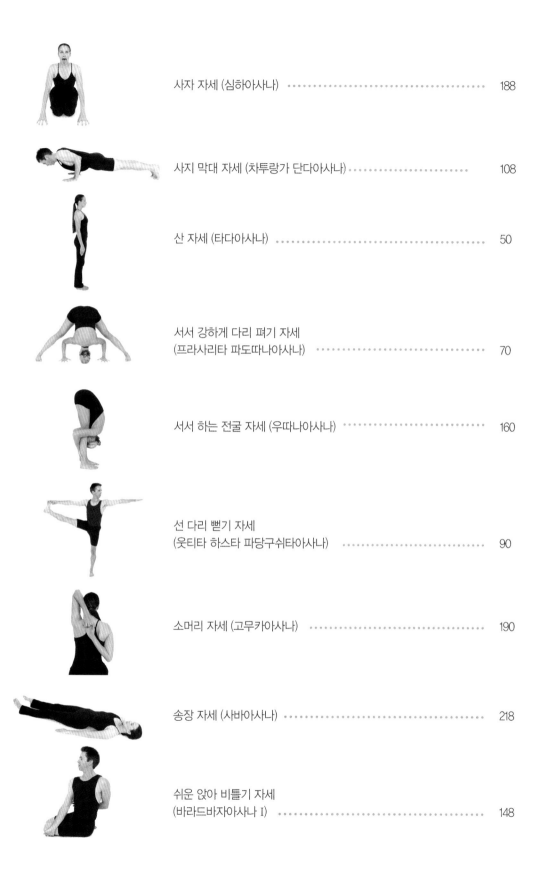

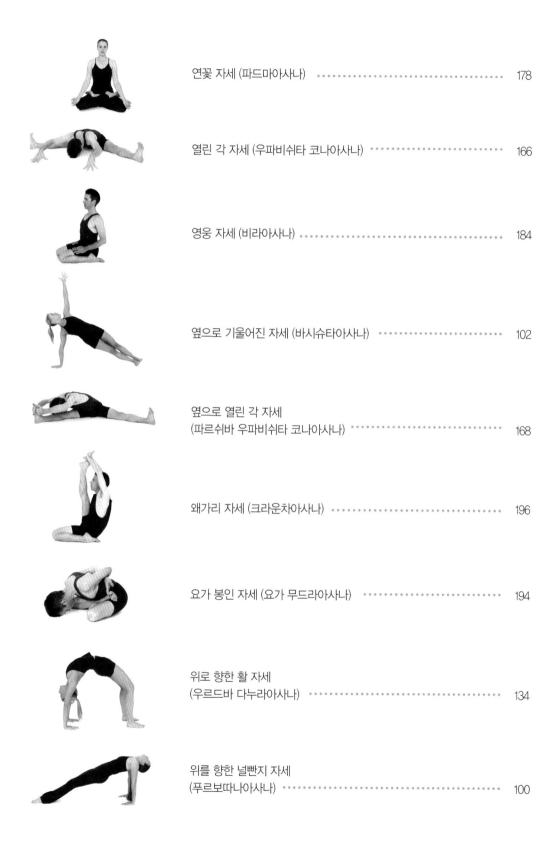

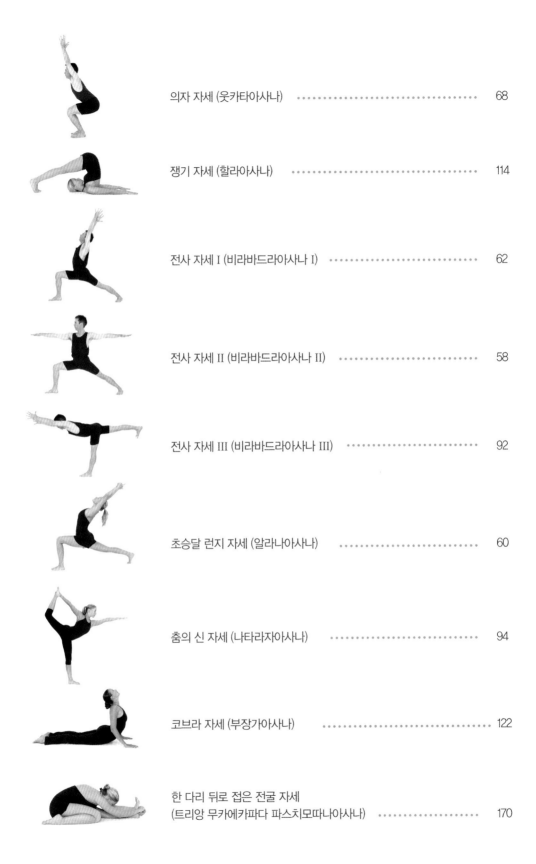

산 스 크 리 트 이 름 으 로 찾 는 아 사 나 색 인

254

저자 소개

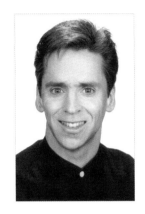

마틴 커크(Martin Kirk)는 요가 얼라이언스 E-RYT 500 공인 요가 지도자로서 여러 나라와 온라인에서 요가 관련 워크숍과 지도자 교육과정을 제공한다. 의용 생체공학 석사인 그는 해부학과 치료법에 관한 깊고 넓은 이해와 지식을 바탕으로 부상 치유와 회복을 돕는다. 또한 세계적으로 손꼽히는 탄트라 학자인 더글러스 브룩스 교수와 긴밀하게 연구해 왔다. 그는 우주 산업 분야에서 20년간 성공적인 경력을 쌓다가 전문 요가 지도자로 변신하여 요가 해부학과 치료요법을 가르치면서 이에 대한 열정을 나누고 있다. 그는 요가 수련과 지도에 탁월함을 불어넣는다. 아내 조던, 아들 조나단과 함께 미국 애리조나 주 스카츠데일에서 살고 있다. 홈페이지 www.kirkyoga.com이나 이메일 martin@kirkyoga.com을 통해 그와 연락할 수 있다.

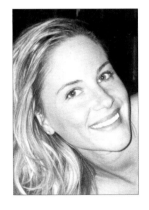

브룩 분(Brooke Boon)은 요가 얼라이언스 RYT 지도자로서 홀리 요가(Holy Yoga)의 설립자이자 프로그램 관리자다. 그녀는 열정적이고 헌신적으로 요가와 치유, 하나님을 사랑한다. 그녀는 영성과 신체 정렬, 실용적인 지혜 및 성경 말씀을 창의적으로 교육의 재료로 엮어 낸다. 그녀는 기독교 요가 운동의 지도자로서 홀리 요가 수업을 개발하고 알리며 전국에서 수업을 진행하고 있다.

브룩은 요가를 수련하는 것, 그리고 그리스도와 연결되는 것을 몸과 마음이 건강해지는 진정한 길로 여기며 이에 깊은 감사를 느낀다. "하나님과 그분의 말씀은 이 수련에 힘과 흐름과 은총을 주었습니다. 그것은 진정한 형태의 예배입니다."

브룩은 미국 애리조나 주 피닉스에서 남편 재럿과 세 아이들 조리, 제이스, 브린과 함께 산다. 홈페이지 www.holyyoga.net이나 전화 866-737-HOLY로 브룩에게 연락할 수 있다.

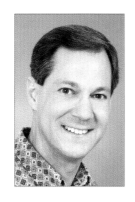 **다니엘 디투로**(Daniel DiTuro)는 애리조나 주 피닉스에서 태어났으며, 애리조나 주립대학에서 기계공학을 전공했고, 1980년부터 기계공학자로 일했다. 그는 일찍부터 예술과 사진에 관심을 가졌으며, 1986년에는 상업용 사진과 인물 사진을 전문으로 하는 DiTuro Photography(www.diturophotography.com)를 열었다.

그는 1999년에 어깨 부상을 당한 후, 하타 요가 수련을 시작했다. 이 인도 철학의 치유 효능과 이 철학에 대한 온갖 오해들을 알게 된 그는 요가를 바르게 알리기 위해 일련의 요가 및 명상 사진 작업을 시작했는데, 이것이 요가 프로젝트(www.diturophotography.com/typ)로 발전했다.

┌ 옮긴이의 말 ┐

《열반경》에는 맹인 여럿이 코끼리를 만지는 이야기가 나옵니다. 코끼리의 상아를 만진 맹인은 코끼리를 단단한 뿔이라고 하고, 귀를 만진 맹인은 코끼리가 부채 모양이라고 합니다. 다리를 만진 맹인은 코끼리는 기둥 모양의 동물이라고 주장합니다.

　요가는 이 이야기 속 커다란 코끼리 몸과 같습니다. 시간과 공간에 제약을 받는 우리의 지각으로는 진리의 극히 일부만 경험할 수 있는 것과 마찬가지로, 현대 사회에 적응된 우리의 몸과 마음으로 오랜 세월에 거쳐 수많은 철학과 전통을 아우르며 거대하게 발전한 요가 전체를 이해하기란 어렵습니다.

　더불어 요가는 상당히 개방적이고 포용력이 있습니다. 이 책에서 다루는 베다부터 아드바이타 베단타, 여섯 갈래의 힌두 철학 중 요가학파, 탄트라 전통뿐만 아니라 불교와도 많은 개념을 공유합니다. 삼키야학파와는 세계를 이해하는 여러 가지 방법을 공유합니다. 이렇게 포괄적이고 광범위하기 때문에 요가에는 수많은 길이 있고, 요가의 길을 걷는 사람들의 경험과 각자의 목적지도 다를 수 있습니다.

　여러 맹인이 만진 각각의 부위가 모이면 코끼리 몸 전체가 됩니다. 요가도 마찬가지입니다. 다양한 전통과 철학이 각기 다른 방법으로 '나는 누구인가?'라는 한 가지 질문으로 우리를 데려갑니다. 그 어느 것도 배제하거나 소홀히 여길 이유가 없습니다.

　현대를 사는 우리에게 요가 수련이란 소통하는 연습이라고 생각합니다. 우리는 만트라 '옴'을 소리 낼 때 온몸에 잔잔히 퍼지는 진동을 느끼며, 우주 근원의 원리를 궁금해했던 베다 시대의 인류를 이해합니다. 아사나를 수련하는 매 순간마다 몸과 마음이 연결되어 끊임없이 서로 영향을 주고받는 것을 발견합니다. 프라나야마를 통해 호흡으로 몸과 마음을 더 긴밀하게 이을 수도 있습니다. 각각의 신체 부위와 모든 신경이, 의식의 여러 단계가 요가 수련을 통해 더욱 빠르게 효과적으로 소통합니다. 현상 너머에서 궁극의 해방을 추구하는 파탄잘리의 요가와, 현상 안의 모든 것을 신성하게 여기는 탄트라의 요가 역시 우리 안에서 소통할 수 있습니다. 그러면 우리는 거대한 요가의 몸통을 더 많이 경험하고 이해하게 됩니다.

이 책은 하타 요가의 근간을 이루는 주요 철학과 전통을 차별 없이 쉽게 소개합니다. 힌두교와 불교에서 차용한 기존의 표현 방법 대신 독자의 이해를 도울 수 있는 다양한 어휘를 사용합니다. 아사나 또한 여러 스타일을 아우르며 다양한 방법으로 설명합니다. 하타 요가를 이해하는 데에 필요한 이론과 연습 방법이 잘 정리되어 있기 때문에 외국에서는 지도자 과정 교재로도 널리 쓰입니다. 저는 요가 수업용 시퀀스를 짜거나 동작의 진행 순서를 확인하고 싶을 때 이 책을 자주 참고합니다. 단계별로 사진과 설명이 나와 있기 때문에 책장을 넘기며 머릿속에 대강의 흐름을 그리기 쉽습니다. 요가 수업에 나갈 여건이 되지 않거나, 개인적인 수련을 원하시는 분들께도 좋은 교재입니다. 제가 승무원으로 비행하던 시절 시드니 시내 어느 서점에서 우연히 발견한 이 책을 통해 많은 도움을 받았던 것처럼 한국어 독자들에게도 즐거운 선물 같은 요가 책이 되었으면 좋겠습니다.

이 책의 번역 작업에는 많은 선생님과 도반과 가족의 도움이 있었습니다. 모든 분께 감사드립니다. 번역의 질을 끌어올릴 수 있도록 아낌없이 지원해 주신 침묵의 향기 김윤 대표님께도 특별히 감사드립니다.

나마스떼!

석선정

옮긴이 석선정

외국 항공사와 전용기에서 승무원으로 오래 근무하며 겪은 경험담과 여행 및 요가 이야기를 '로리 언니'라는 별명으로 '승무원대백과'라는 블로그에 공개하며 다양한 온라인 독자들과 소통하게 되었다. 《날아라 스튜어디스 영어 인터뷰》라는 책의 저자이기도 하다. RYT500 요가 강사로서 PranaLab이라는 개인 프로젝트를 통해 열린 수업 및 리트릿을 진행했으며, 요가의 여덟 단계 모두를 아우르는 수련에 대해 글을 쓰고 번역해 생각을 나눈다. 프라나야마, 아쉬탕가 요가, 위빠사나를 수련한다. 지도자가 아닌 동료 수련자이자, 학생들이 자신만의 방법으로 스스로의 내면을 바라볼 수 있도록 돕는 조력자로서 학생들을 만난다.

하타 요가 일러스트

초판 1쇄 발행일   2018년 9월 21일
2판 1쇄 발행일   2019년 4월 18일
3판 1쇄 발행일   2022년 5월 25일
      2쇄 발행일   2024년 3월 20일

지은이 마틴 커크, 브룩 분, 다니엘 디투로
옮긴이 석선정

펴낸이 김윤
펴낸곳 침묵의 향기
출판등록 2000년 8월 30일. 제1−2836호
주소   10401 경기도 고양시 일산동구 무궁화로 8−28,
       삼성메르헨하우스 913호
전화 031) 905−9425
팩스 031) 629−5429
전자우편 chimmukbooks@naver.com
블로그 https://blog.naver.com/chimmukbooks

ISBN 978-89-89590-72-9 03510

*책값은 뒤표지에 있습니다.